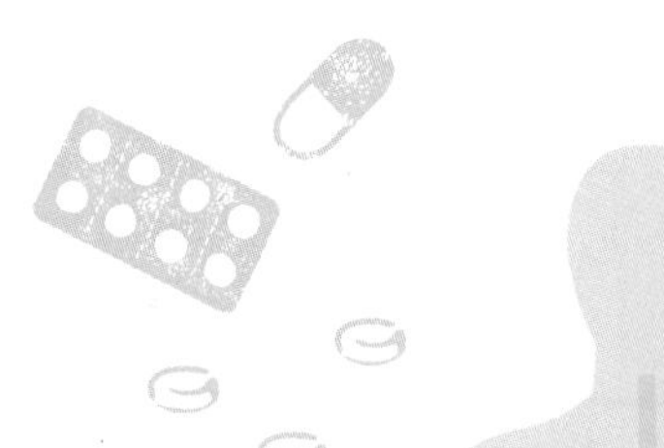
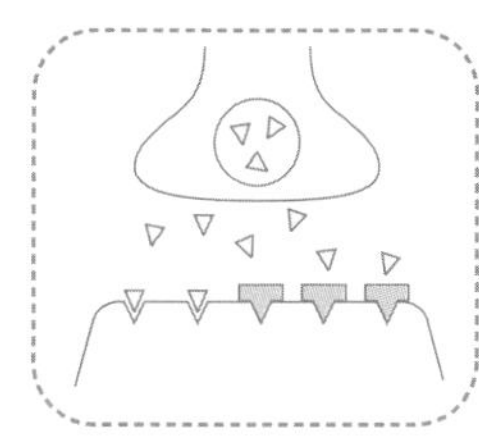

改訂版

# 現場で活かす Quick Reference

クイック・リファレンス

～機序から指導まで～

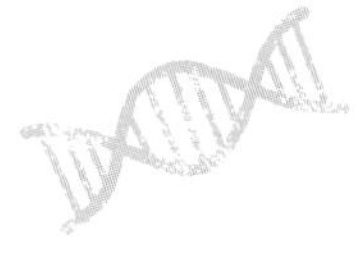
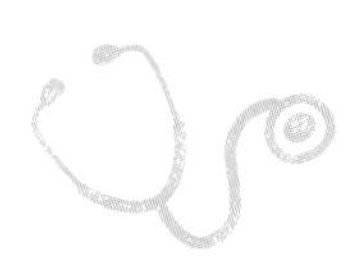
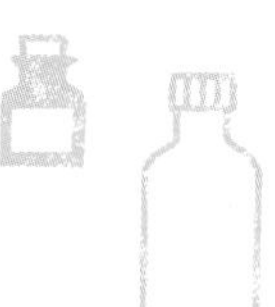
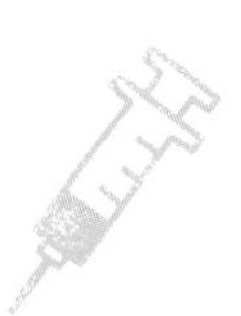

# 監修のことば

薬学生は4年間の勉強とOSCE・CBTに合格して、やっと実務実習に行くことができます。しかし最初の壁は何と言っても、医薬品の知識不足ではないでしょうか。現場の薬剤師が患者さんに理解しやすい言葉に加工して作用機序を説明している姿や、病気の説明までしている姿を見たとき、早くあのようになりたいと思ったことでしょう。長年の経験や生涯学習は簡単に追いつけるものではありません。

本書はそのように感じている薬学生や新人薬剤師にとって救いの書となることでしょう。作用機序は薬理学の教科書、処方薬については医薬品集、服薬指導には参考書など、何冊もの書籍を調べて患者さんに向き合っていたのが、本書一冊で簡単に調べることができます。特に作用機序はわかりやすいイラストで示されており、薬の使い分けを作用機序で理解し、説明することができます。さらに患者さんからの質問も想定されており、服薬指導に慣れていない新人薬剤師にとっては、短時間に処方薬についての患者応対のコツが身につくようになっています。例えば「患者へのアプローチ」では、患者情報を得るためのきっかけ作りとなる病気の特徴がイラスト付きで書かれています。

薬学生や新人薬剤師に限らず、ベテランの薬剤師にとっても本書は再確認として役に立つものと確信しています。

2023年1月

東京理科大学薬学部 嘱託教授
株式会社ファーミック 富士見台調剤薬局 代表取締役
上村 直樹

# 監修のことば

薬学生が実務実習に臨んで、あるいは新人薬剤師として臨床現場に立って戸惑うことは、大学でじっくり学んだ薬理学を中心とした思考から、実際にどのように薬が選択され、患者を前にしてどのように安心・納得してもらえるかという思考への変換にギャップが大きいからでしょう。

現場に入れば日々のオペレーションに忙殺されて、薬物療法を落ち着いて学ぶ機会がないままに、せっかく大学で学んだ知識が忘れられてしまったという先輩諸氏がいかに多いことでしょうか。その課題に取り組んだのが本書であり、薬局や病院薬剤部での新人教育の本として、実務実習、あるいは国家試験に臨む薬学生が主要な疾患の薬物療法を大きく捉えるのに適した実用書を目指しました。

本書の構成として最初に目に入るのは、類似医薬品の作用機序の相関図で、実用書としてはユニークな構成ですが、薬学生や新人薬剤師には親しみやすいと思います。各章の前半は医薬品リスト、中盤は最新の診療ガイドラインなどを参考にした治療の概要となっています。後半は「Check list」と題して、薬剤師がモニタリングすべき事項、患者に伝えるべき事項について、最後は「よくあるQ&A」として患者からよく聞かれる質問に対して会話形式で掲載されており、患者への服薬指導や服薬フォローに役立つでしょう。

近ごろ薬剤師には、モノからヒトへの変革が求められています。本書がその一助になれば幸いです。

2023年1月

帝京大学薬学部 教授

株式会社ファーミック 富士見台調剤薬局 専務取締役

下平 秀夫

# 監修者・執筆者一覧


## ●監修者

上村 直樹　　東京理科大学薬学部 嘱託教授
株式会社ファーミック 富士見台調剤薬局
代表取締役

下平 秀夫　　帝京大学薬学部 教授
株式会社ファーミック 富士見台調剤薬局
専務取締役

## ●執筆者（五十音順）

木村 浩一　　磯子中央病院 薬剤部

髙橋 祐介　　クオール株式会社 クオール薬局笠間店

船見 正範　　株式会社パワーファーマシー 医療学術・薬事管理部

## ●執筆協力者（五十音順）

〈薬学ゼミナール〉

岡本 耕司　　生物・薬理・実務講師

坂口　 努　　実務講師

佐藤　 慎　　実務講師

〈薬ゼミトータルラーニング事業部〉

石橋成己子　　企画制作部

# 本書の使い方

## ▶作用機序・医薬品のページ

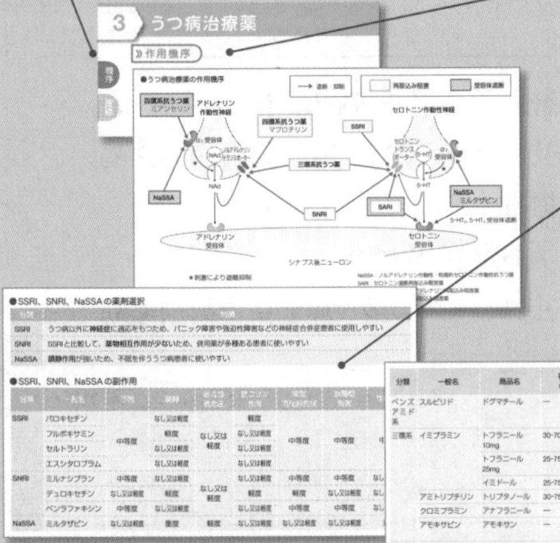

3 うつ病治療薬

»作用機序

●うつ病治療薬の作用機序

●SSRI、SNRI、NaSSA の薬剤選択

| 分類 | 特徴 |
|---|---|
| SSRI | うつ病以外に神経症に適応をもつため、パニック障害や強迫性障害などの神経症合併症患者に使用しやすい |
| SNRI | SSRIと比較して、薬物相互作用が少ないため、併用薬が多種ある患者に使いやすい |
| NaSSA | 鎮静作用が強いため、不眠を伴ううつ病患者に使いやすい |

●SSRI、SNRI、NaSSA の副作用

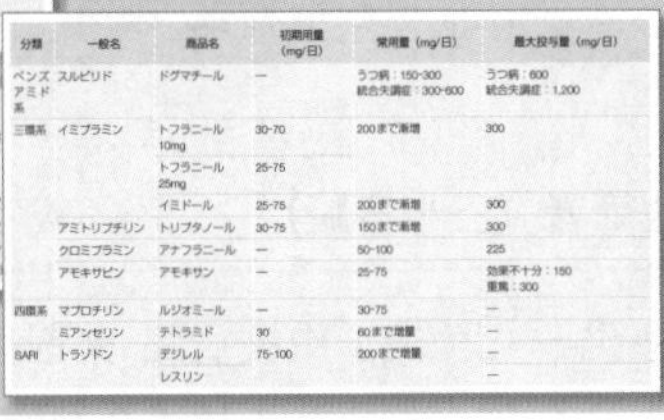

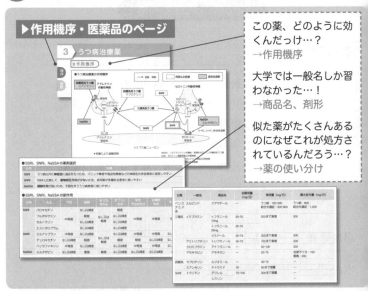

この薬、どのように効くんだっけ…？
→作用機序

大学では一般名しか習わなかった…！
→商品名、剤形

似た薬がたくさんあるのになぜこれが処方されているんだろう…？
→薬の使い分け

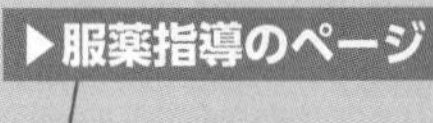

## ▶服薬指導のページ

患者に質問されたとき、どのように説明しよう…。
→疾患の特徴をコンパクトに説明

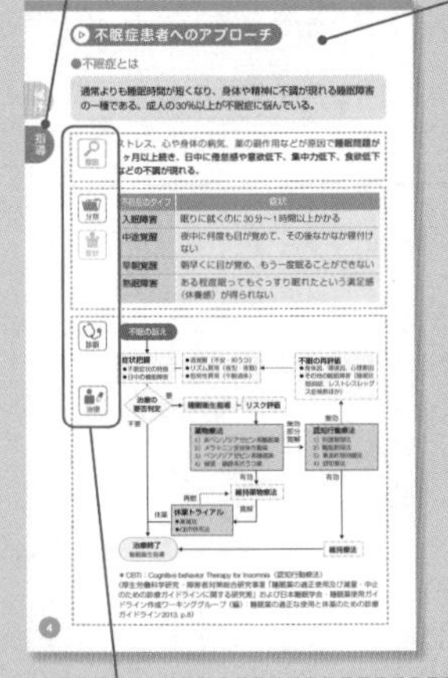

不眠症患者へのアプローチ
●不眠症とは
通常よりも睡眠時間が短くなり、身体や精神に不調が現れる睡眠障害の一種である。成人の30%以上が不眠症に悩んでいる。
ストレス、心や身体の病気、薬の副作用などが原因で睡眠問題が1ヶ月以上続き、日中に倦怠感や意欲低下、集中力低下、食欲低下などの不調が現れる。
入眠障害
眠りに就くのに30分～1時間以上かかる
中途覚醒
夜中に何度も目が覚めて、その後なかなか寝付けない
早朝覚醒
朝早くに目が覚め、もう一度眠ることができない
熟眠障害
ある程度眠ってもぐっすり眠れたという満足感（休養感）が得られない
不眠の訴え


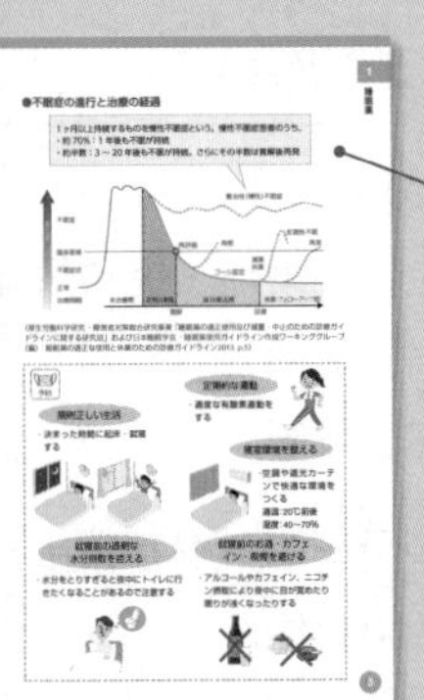


治療の流れを把握したい…。
→図やイラストを使って、わかりやすく紹介

疾患の重要なポイントをおさえておきたい…。
→疾患に関する複雑な情報を、アイコンを使って、原因・分類・検査・症状・治療・予防などに分類

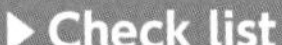


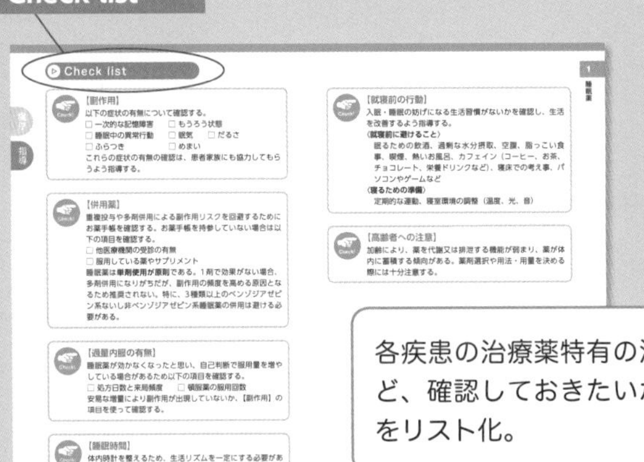

Check list

【副作用】
以下の症状の有無について確認する。
□ 一次的な記憶障害　□ もうろう状態
□ 睡眠中の異常行動　□ 眠気　□ だるさ
□ ふらつき　□ めまい
これらの症状の有無の確認は、患者家族にも協力してもらうよう指導する。

【併用薬】
重複投与や多剤併用による副作用リスクを回避するためにお薬手帳を確認する。お薬手帳を持参していない場合は以下の項目を確認する。
□ 他医療機関の受診の有無
□ 服用している薬やサプリメント
睡眠薬は単剤使用が原則である。1剤で効果がない場合、多剤併用になりがちだが、副作用の頻度を高める原因となるため推奨されない。特に、3種類以上のベンゾジアゼピン系ないし非ベンゾジアゼピン系睡眠薬の併用は避ける必要がある。

【過量内服の有無】
睡眠薬が効かなくなったと思い、自己判断で服用量を増やしている場合があるため以下の項目を確認する。
□ 処方日数と来局頻度　□ 頓服薬の服用回数
安易な増量により副作用が出現していないか、【副作用】の項目を使って確認する。

【睡眠時間】
体内時計を整えるため、生活リズムを一定にする必要がある。
□ 毎日の起床時間・就寝時間　□ 昼寝の有無・時間
リズムを崩さないために、休日もいつもと同じ時間に起床・就寝するよう指導する。

【就寝前の行動】
入眠・睡眠の妨げになる生活習慣がないかを確認し、生活を改善するよう指導する。
〈就寝前に避けること〉
眠るための飲酒、過剰な水分摂取、空腹、脂っこい食事、喫煙、熱いお風呂、カフェイン（コーヒー、お茶、チョコレート、栄養ドリンクなど）、寝床での考え事、パソコンやゲームなど
〈寝るための準備〉
定期的な運動、寝室環境の調整（温度、光、音）

【高齢者への注意】
加齢により、薬を代謝又は排泄する機能が弱まり、薬が体内に蓄積する傾向がある。薬剤選択や用法・用量を決める際には十分注意する。

各疾患の治療薬特有の注意点など、確認しておきたいポイントをリスト化。

服薬指導に慣れていないのでどんな質問をされるか不安…。
→ Check list、よくある Q&A

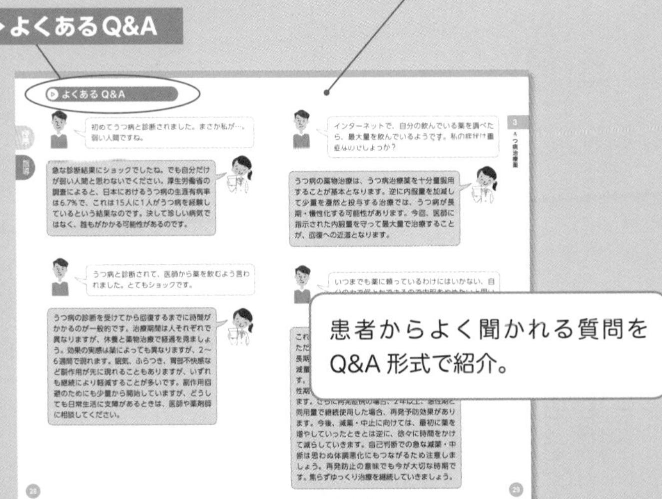

▶よくあるQ&A

よくある Q&A

初めてうつ病と診断されました。まさか私が…。弱い人間ですね。

急な診断結果にショックでしたね。でも自分だけが弱い人間と思わないでください。厚生労働省の調査によると、日本におけるうつ病の生涯有病率は6.7%で、これは15人に1人がうつ病を経験しているという結果なのです。決して珍しい病気ではなく、誰もがかかる可能性があるのです。

うつ病と診断されて、医師から薬を飲むよう言われました。とてもショックです。

うつ病の診断を受けてから回復するまでに時間がかかるのが一般的です。治療期間は人それぞれで異なりますが、休養と薬物治療で経過を見ましょう。効果の実感は薬によっても異なりますが、2～6週間で現れます。眠気、ふらつき、胃部不快感など副作用が先に現れることもありますが、いずれも継続により軽減することが多いです。副作用回避のためにも少量から開始していますが、どうしても日常生活に支障があるときは、医師や薬剤師に相談してください。

インターネットで、自分の飲んでいる薬を調べたら、最大量を飲んでいるようです。私の症状は重症なのでしょうか？

うつ病の薬物治療は、うつ病治療薬を十分量服用することが基本となります。逆に内服量を加減して少量を漫然と投与する治療では、うつ病が長期・慢性化する可能性があります。今回、医師に指示された内服量を守って最大量で治療することが、回復への近道となります。

いつまでも薬に頼っているわけにはいかない。自

ます。さらに再発症例の場合、2年以上、急性期と同用量で継続使用した場合、再発予防効果があります。今後、減薬・中止に向けては、最初に薬を増やしていったときとは逆に、徐々に時間をかけて減らしていきます。自己判断での急な減薬・中断は思わぬ体調悪化にもつながるため注意しましょう。再発防止の意味でも今が大切な時期です。焦らずゆっくり治療を継続していきましょう。

患者からよく聞かれる質問をQ&A形式で紹介。

☜アンケートに
お答えください

# CONTENTS

改訂版

# 現場で活かす Quick Reference

クイック・リファレンス

～機序から指導まで～

## 》作用機序

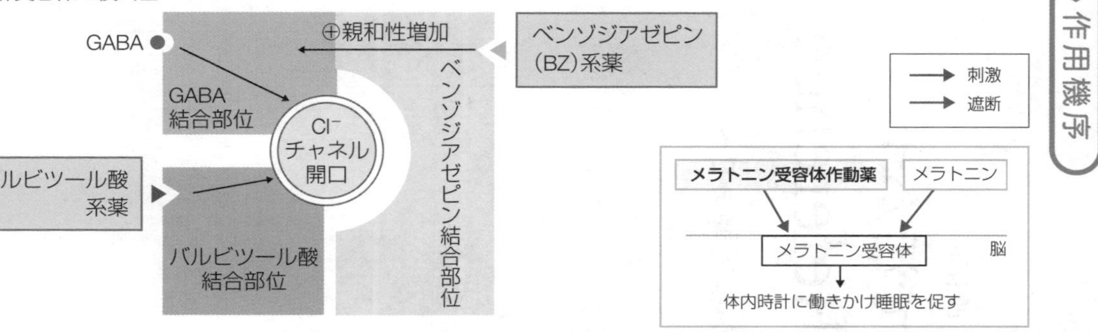
●GABA$_A$ 受容体の模式図
GABA
⊕親和性増加
ベンゾジアゼピン(BZ)系薬
GABA結合部位
Cl⁻チャネル開口
ベンゾジアゼピン結合部位
バルビツール酸系薬
バルビツール酸結合部位
刺激
遮断
メラトニン受容体作動薬
メラトニン
メラトニン受容体
脳
体内時計に働きかけ睡眠を促す

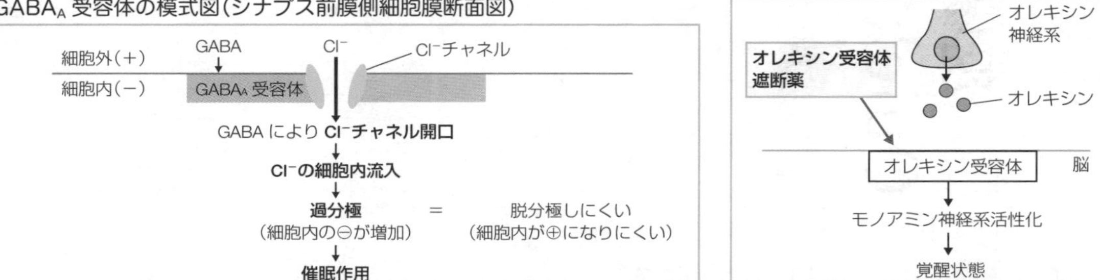
●GABA$_A$ 受容体の模式図(シナプス前膜側細胞膜断面図)
細胞外(＋)
細胞内(－)
GABA
GABA$_A$ 受容体
Cl⁻
Cl⁻チャネル
GABA により Cl⁻チャネル開口
Cl⁻の細胞内流入
過分極
(細胞内の⊖が増加)
＝
脱分極しにくい
(細胞内が⊕になりにくい)
催眠作用
オレキシン受容体遮断薬
オレキシン神経系
オレキシン
オレキシン受容体
脳
モノアミン神経系活性化
覚醒状態

## 分類と商品名（剤形）

| 分類 | | 一般名 | 商品名（剤形） | 用量上限 | 投薬期間制限 |
|---|---|---|---|---|---|
| ベンゾジアゼピン系 | 長時間型 | フルラゼパム | ダルメート（カプセル） | 30mg/回 | 30日 |
| | | ハロキサゾラム | ソメリン（錠、細粒） | 10mg/回 | 30日 |
| | | クアゼパム | ドラール（錠） | 不眠症に対して30mg/回 | 30日 |
| | 中時間型 | ニトラゼパム | ネルボン（錠、散） | 不眠症に対して10mg/回 | 90日 |
| | | | ベンザリン（錠、細粒） | 不眠症に対して10mg/回 | 90日 |
| | | フルニトラゼパム | サイレース（錠） | 2mg/回　高齢者1mg/回 | 30日 |
| | | エスタゾラム | ユーロジン（錠、散） | 不眠症に対して4mg/回 | 30日 |
| | 短時間型 | ブロチゾラム | レンドルミン（錠、OD錠） | 不眠症に対して0.25mg/回 | 30日 |
| | | ロルメタゼパム | エバミール（錠） | 2mg/回 | 30日 |
| | | | ロラメット（錠） | 2mg/回 | 30日 |
| | | リルマザホン | リスミー（錠） | 2mg/回 | — |
| | 超短時間型 | トリアゾラム | ハルシオン（錠） | 不眠症に対して0.5mg/回<br>高齢者0.25mg/回 | 30日 |
| 非ベンゾジアゼピン系 | 超短時間型 | ゾピクロン | アモバン（錠） | 10mg/回 | 30日 |
| | | エスゾピクロン | ルネスタ（錠） | 3mg/回　高齢者2mg/回 | — |
| | | ゾルピデム | マイスリー（錠） | 10mg/回 | 30日 |
| メラトニン受容体作動薬 | | ラメルテオン | ロゼレム（錠） | 8mg/回 | — |
| | | メラトニン | メラトベル（顆粒） | 4mg/回 | — |
| オレキシン受容体遮断薬 | | スボレキサント | ベルソムラ（錠） | 20mg/回　高齢者15mg/回 | — |
| | | レンボレキサント | デエビゴ（錠） | 10mg/回 | — |

機序
指導

# 不眠症患者へのアプローチ

## ●不眠症とは

通常よりも睡眠時間が短くなり、身体や精神に不調が現れる睡眠障害の一種である。成人の30%以上が不眠症に悩んでいる。

ストレス、心や身体の病気、薬の副作用などが原因で**睡眠問題が1ヶ月以上続き、日中に倦怠感や意欲低下、集中力低下、食欲低下などの不調が現れる。**

分類
症状

| 不眠症のタイプ | 症状 |
|---|---|
| 入眠障害 | 眠りに就くのに30分〜1時間以上かかる |
| 中途覚醒 | 夜中に何度も目が覚めて、その後なかなか寝付けない |
| 早朝覚醒 | 朝早くに目が覚め、もう一度眠ることができない |
| 熟眠障害 | ある程度眠ってもぐっすり眠れたという満足感（休養感）が得られない |

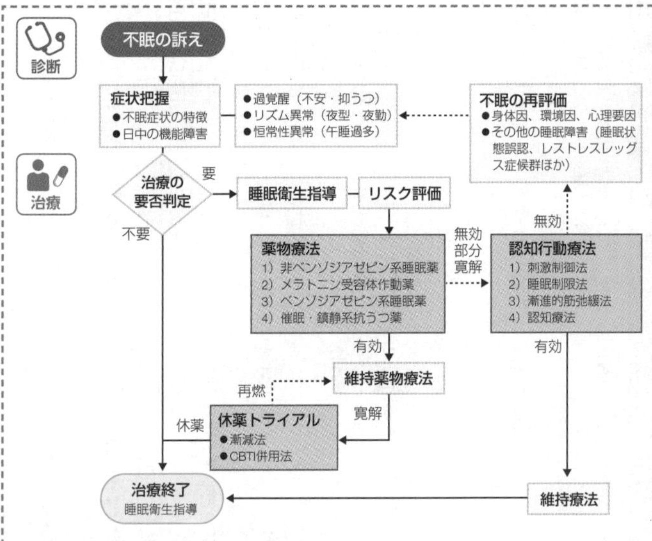


＊CBTI：Cognitive behavior Therapy for Insomnia（認知行動療法）
（厚生労働科学研究・障害者対策総合研究事業「睡眠薬の適正使用及び減量・中止のための診療ガイドラインに関する研究班」および日本睡眠学会・睡眠薬使用ガイドライン作成ワーキンググループ（編）：睡眠薬の適正な使用と休薬のための診療ガイドライン2013. p.8）

## ●不眠症の進行と治療の経過

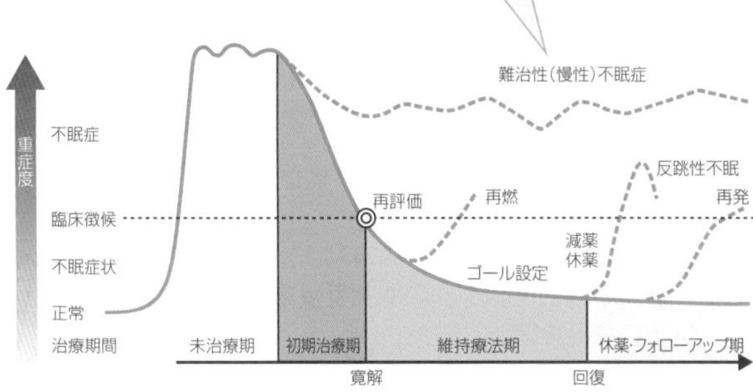


(厚生労働科学研究・障害者対策総合研究事業「睡眠薬の適正使用及び減量・中止のための診療ガイドラインに関する研究班」および日本睡眠学会・睡眠薬使用ガイドライン作成ワーキンググループ(編)：睡眠薬の適正な使用と休薬のための診療ガイドライン2013. p.5)

### 規則正しい生活

・決まった時間に起床・就寝する

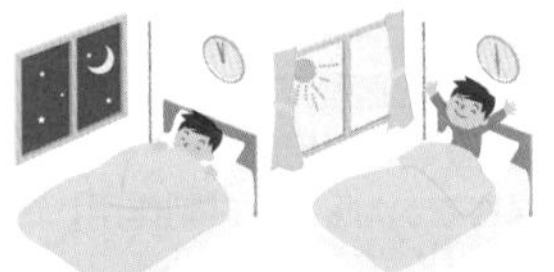

### 定期的な運動

・適度な有酸素運動をする

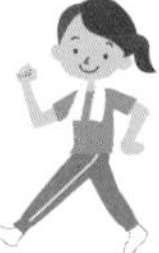

### 寝室環境を整える

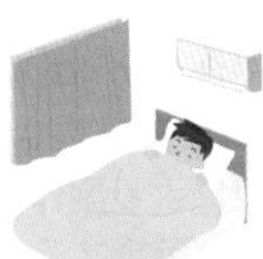

・空調や遮光カーテンで快適な環境をつくる
適温：20℃前後
湿度：40～70%

### 就寝前の過剰な水分摂取を控える

・水分をとりすぎると夜中にトイレに行きたくなることがあるので注意する

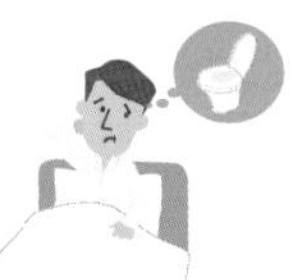

### 就寝前のお酒・カフェイン・喫煙を避ける

・アルコールやカフェイン、ニコチン摂取により夜中に目が覚めたり眠りが浅くなったりする

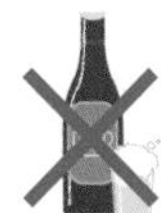

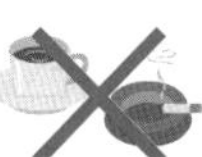

機序

指導

## Check list

### 【副作用】

以下の症状の有無について確認する。

□ 一次的な記憶障害　□ もうろう状態
□ 睡眠中の異常行動　□ 眠気　□ だるさ
□ ふらつき　□ めまい

これらの症状の有無の確認は、患者家族にも協力してもらうよう指導する。

### 【併用薬】

重複投与や多剤併用による副作用リスクを回避するためにお薬手帳を確認する。お薬手帳を持参していない場合は以下の項目を確認する。

□ 他医療機関の受診の有無
□ 服用している薬やサプリメント

睡眠薬は**単剤使用が原則**である。1剤で効果がない場合、多剤併用になりがちだが、副作用の頻度を高める原因となるため推奨されない。特に、3種類以上のベンゾジアゼピン系ないし非ベンゾジアゼピン系睡眠薬の併用は避ける必要がある。

### 【過量内服の有無】

睡眠薬が効かなくなったと思い、自己判断で服用量を増やしている場合があるため以下の項目を確認する。

□ 処方日数と来局頻度　□ 頓服薬の服用回数

安易な増量により副作用が出現していないか、【副作用】の項目を使って確認する。

### 【睡眠時間】

体内時計を整えるため、生活リズムを一定にする必要がある。

□ 毎日の起床時間・就寝時間　□ 昼寝の有無・時間

リズムを崩さないために、休日もいつもと同じ時間に起床・就寝するよう指導する。

**【就寝前の行動】**

入眠・睡眠の妨げになる生活習慣がないかを確認し、生活を改善するよう指導する。

**〈就寝前に避けること〉**

眠るための飲酒、過剰な水分摂取、空腹、脂っこい食事、喫煙、熱いお風呂、カフェイン（コーヒー、お茶、チョコレート、栄養ドリンクなど）、寝床での考え事、パソコンやゲームなど

**〈寝るための準備〉**

定期的な運動、寝室環境の調整（温度、光、音）

**【高齢者への注意】**

加齢により、薬を代謝又は排泄する機能が弱まり、薬が体内に蓄積する傾向がある。薬剤選択や用法・用量を決める際には十分注意する。

## よくあるQ&A

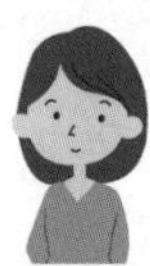

睡眠薬は服用してからどのくらいで効果が出ますか？

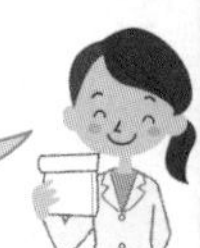

10～30分後に眠気が生じることが多いです。そのため、就寝直前に服用しましょう。効果が出るまでの時間は薬物間でそれほど大きな差はありません。睡眠薬によっては食事の影響で効果が出にくくなることがあります。夕食後、ある程度時間を空けて服用しましょう。

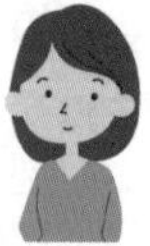

寝つけないときや、夜間に目が覚めてしまったときは、何時頃まで追加頓用してもよいでしょうか？

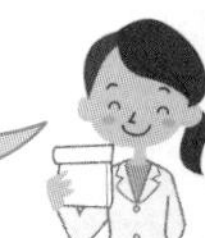

作用時間が最も短い睡眠薬であっても、服用後 6～7時間は眠気や頭の働きの低下が持続するといわれています。翌朝に睡眠薬が残らないようにするためには、起床時刻より 6～7時間前までとし、それより遅くなる場合には錠剤を半分にして使うなどしましょう。

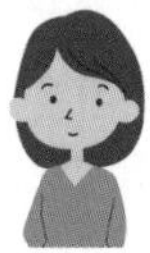

お酒を飲んだ後、何時間あければ服用してもよいですか？

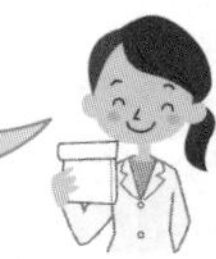

アルコールと睡眠薬の併用により、副作用が発生しやすくなるため、アルコールを飲んだときには睡眠薬は服用しないことが原則です。酔いがさめたと感じても、アルコールが体内に残っていることがあるので注意が必要です。
また、就寝前のアルコールも、寝つきがよくなるように感じますが、睡眠の質が低下するので避けましょう。

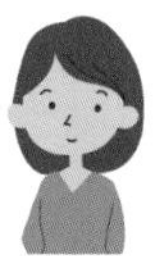

睡眠薬を服用しても眠れません。増量してもよいですか？

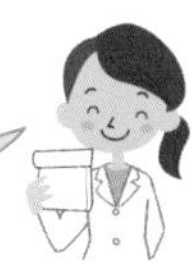

常用量の範囲であれば、増量により効果が得られる可能性はありますが、翌日に眠気を感じたりふらついたりなど、副作用の頻度も高まるため注意が必要です。増量が適切かどうかは医師と相談しましょう。

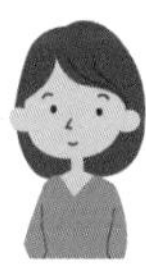

睡眠薬をやめられなくなるのではないか心配です。

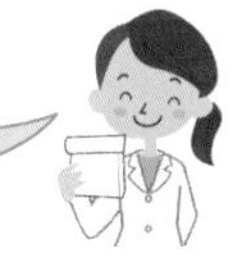

睡眠薬を服用していると、依存症になってやめられなくなるのではと心配する方は少なくありません。服用を始めてから短期間でやめられなくなることはありませんので、まずは医師の指示通りに服用して症状を改善させることを最優先しましょう。
不眠が改善してきたら、休薬に向けて少しずつ服用量を減らす方法、ときどき服薬を休む日をつくる方法なども検討しましょう。急に服薬を中止すると、不眠が悪化することがあるので、必ず医師とご相談ください。

# 統合失調症治療薬



## » 作用機序

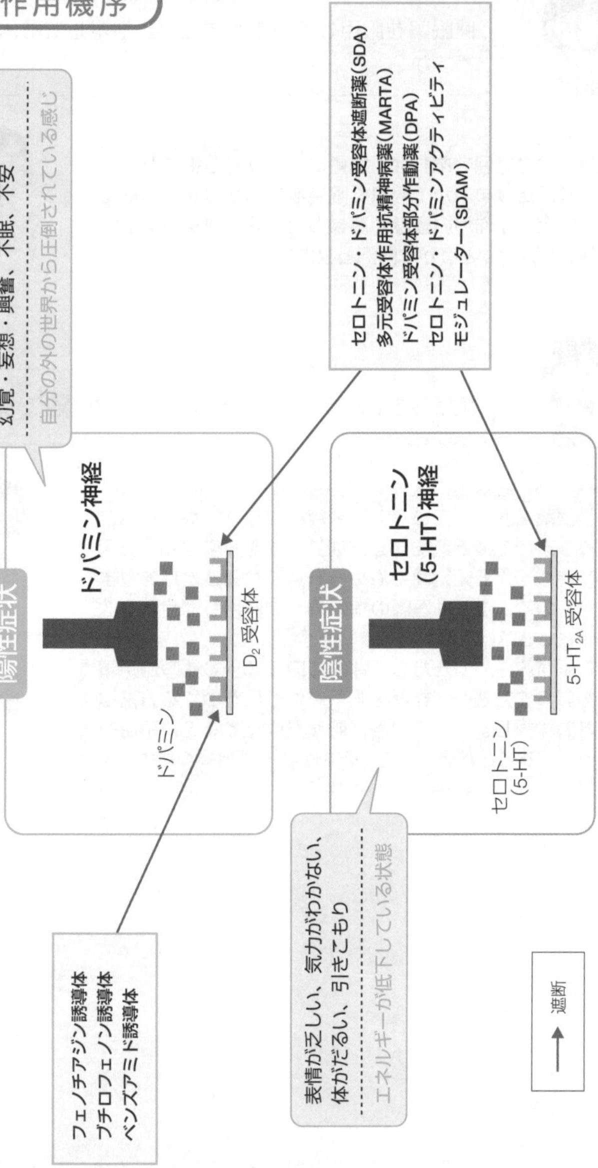

●統合失調症治療薬の作用機序

陽性症状

幻覚・妄想・興奮、不眠、不安

自分の外の世界から圧倒されている感じ

ドパミン神経

ドパミン

$D_2$ 受容体

フェノチアジン誘導体
ブチロフェノン誘導体
ベンズアミド誘導体

陰性症状

表情が乏しい、気力がわかない、体がだるい、引きこもり

エネルギーが低下している状態

セロトニン（5-HT）神経

セロトニン（5-HT）

5-$HT_{2A}$ 受容体

セロトニン・ドパミン受容体遮断薬（SDA）
多元受容体作用抗精神病薬（MARTA）
ドパミン受容体部分作動薬（DPA）
セロトニン・ドパミンアクティビティモジュレーター（SDAM）

→ 遮断

## 分類と商品名（剤形）

| | 分　類 | 一般名 | 商品名（剤形） |
|---|---|---|---|
| 定型抗精神病薬 | フェノチアジン誘導体 | クロルプロマジン | コントミン（錠、筋注）、ウインタミン（細粒） |
| | | レボメプロマジン | ヒルナミン（錠、細粒、散、筋注）、レボトミン（錠、散、顆粒、筋注） |
| | | プロクロルペラジン | ノバミン（錠、筋注） |
| | ブチロフェノン誘導体 | ハロペリドール | セレネース（錠、細粒、内用液、注射） |
| | ベンズアミド誘導体 | スルピリド | ドグマチール（錠、カプセル、細粒、筋注） |
| 非定型抗精神病薬 | SDA | リスペリドン | リスパダール（錠、OD錠、細粒、内用液）、リスパダール コンスタ（筋注） |
| | | パリペリドン | インヴェガ（錠） |
| | | パリペリドンパルミチン酸エステル | ゼプリオン（筋注） |
| | | ペロスピロン | ルーラン（錠） |
| | | ルラシドン | ラツーダ（錠） |
| | | ブロナンセリン | ロナセン（錠、散、テープ） |
| | MARTA | オランザピン | ジプレキサ（錠、細粒、筋注）、ジプレキサザイディス（OD錠） |
| | | クエチアピン | セロクエル（錠、細粒）、ビプレッソ（徐放錠） |
| | | アセナピン | シクレスト（舌下錠） |
| | | クロザピン | クロザリル（錠） |
| | DPA | アリピプラゾール | エビリファイ（錠、OD錠、散、内用液、筋注） |
| | SDAM | ブレクスピプラゾール | レキサルティ（錠、OD錠） |

## 抗精神病薬に見られる副作用

・治療抵抗性統合失調症の治療薬であるクロザピンは、厳密なリスク管理が行われ、モニタリングのために全ての患者が登録されている〔クロザリル患者モニタリングサービス(CPMS)〕。
・服薬の自己中断や飲み忘れを防ぐ手立てとして、近年、非定型抗精神病薬の持効性注射製剤（リスパダールコンスタ®、ゼプリオン®）や貼付剤（ロナセン®テープ）が開発されている。

| 症状 | 原因となる薬理作用 | 主な副作用 |
|---|---|---|
| 錐体外路症状 | $D_2$受容体遮断 | パーキンソン様症状、ジストニア、アカシジア、ジスキネジア |
| 精神神経系 | $H_1$受容体遮断 | 眠気、ふらつき |
| 消化器系 | 抗コリン | 口渇、便秘、排尿障害 |
| 循環器系 | $\alpha_1$受容体遮断 | めまい、ふらつき、立ちくらみ |
| その他 | $D_2$受容体遮断 | プロラクチン濃度上昇による月経不順、乳汁分泌、骨粗しょう症 |

| 一般名 | 錐体外路症状 | プロラクチン濃度上昇 | 体重増加 | 血糖異常 | QT延長 | 鎮静 | 口渇、便秘、排尿障害など |
|---|---|---|---|---|---|---|---|
| クロルプロマジン | ＋＋ | ＋＋ | ＋＋ | ＋＋ | ＋＋ | ＋＋＋ | ＋＋ |
| ハロペリドール | ＋＋＋ | ＋＋＋ | ＋ | ＋ | ＋ | ＋ | － |
| リスペリドン | ＋ | ＋＋＋ | ＋＋ | ＋＋ | ＋ | ＋ | ＋ |
| オランザピン | ＋/－ | ＋ | ＋＋＋ | ＋＋＋ | ＋ | ＋＋ | ＋ |
| クエチアピン | － | － | ＋＋ | ＋＋ | ＋＋ | ＋＋ | － |
| アセナピン | ＋ | ＋/－ | ＋/－ | － | ＋ | ＋ | － |
| アリピプラゾール | ＋ | － | ＋/－ | － | － | － | － |

＋＋＋：高頻度/重症　＋＋：中頻度/中等症　＋：低頻度/軽症　－：まれ/ごく軽症

## ドパミン作動性神経系の主な投射経路



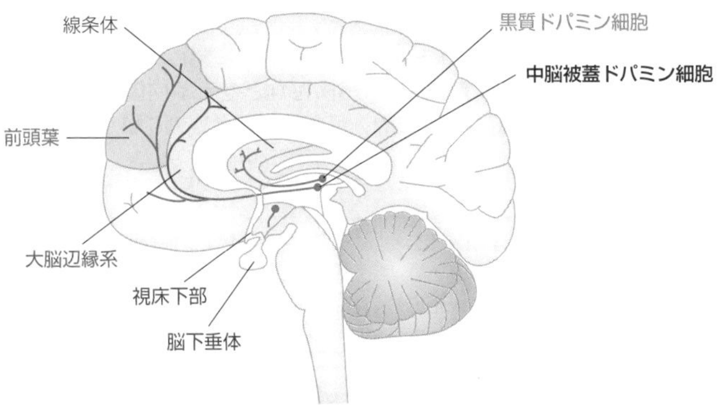


| ドパミン作動性神経 | 特　徴 |
|---|---|
| ①中脳腹側被蓋野－大脳辺縁系（側坐核） | ①の亢進が統合失調症の陽性症状の発現に関与していると考えられている |
| ②中脳腹側被蓋野－前頭葉皮質系 | ②の伝達低下が統合失調症の陰性症状や認知機能障害に関与していると考えられている |
| ③中脳黒質－線条体系 | 錐体外路機能に関与している |
| ④視床下部－下垂体前葉系 | プロラクチン分泌抑制に関与している |

# 統合失調症患者へのアプローチ

## ●統合失調症とは

主に思春期から青年期（15～35歳）にかけて好発し、特徴的な思考障害、自我障害、感情障害、人格障害などを示す内因性精神疾患。発症に遺伝的素因が認められ、症状は増悪と軽減を繰り返す。生涯有病率は0.8～1%前後。

脳内の神経伝達物質であるドパミンやグルタミン酸が関与しているとする「ドパミン仮説」や「グルタミン酸仮説」がよく聞かれるが、明確な原因は未だに解明されていない。

**陽性症状**
- 幻覚、幻聴
- 興奮
- 不眠

**陰性症状**
- 感情の平板化
- 自閉
- 思考障害

**認知機能障害**
- 記憶力の低下
- 注意、集中力の低下
- 判断力の低下

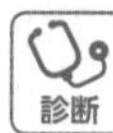


統合失調症の診断は、下記の項目について本人又は家族への問診を中心に進める。

1. どのような症状が現れたか
2. 症状はいつから始まったか
3. 症状がどのように経過したか
4. 社会生活にどの程度の支障が見られるか

診断基準としては、世界保健機関（WHO）の国際疾病分類である「ICD-10」と、米国精神医学会の「DSM-5」の2つが主に使われている。

薬による治療は、急性期の症状には効果が見られることが多い。症状が安定していれば、投薬を継続して様子を見る。また、統合失調症の方は、昼夜逆転など生活のリズムが乱れやすい傾向にあるため、規則正しい生活を送るために、短時間の作業や仕事に関わる機会をつくることも大切である。
医療費や生活、仕事のことなどを相談するには、医療機関や公的機関に、精神保健福祉士、社会福祉士、保健師などの専門スタッフがいる。

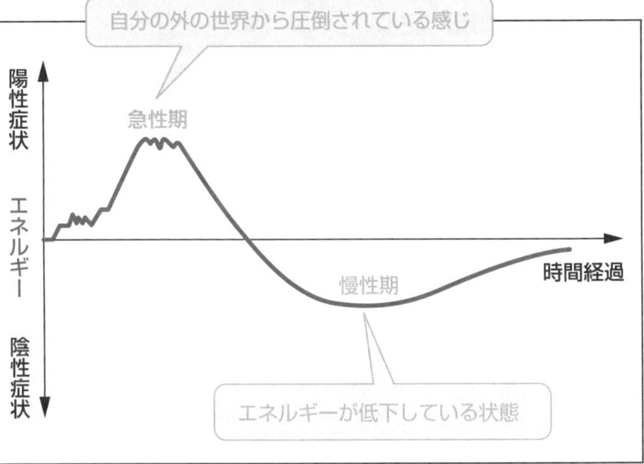


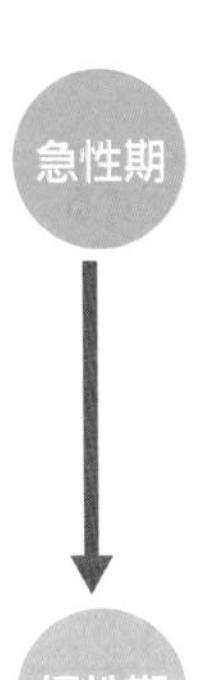


・再燃と寛解を繰返しやすい
〈薬物療法〉陽性症状の改善
〈精神療法〉治療関係の構築、支持的療法
〈社会的介入〉安心して治療に専念できる環境づくり、症状によっては入院治療

〈薬物療法〉陰性症状や認知機能障害の改善
〈精神療法〉支持的療法
〈社会的介入〉再燃防止のためのストレス軽減
リハビリテーションを通じた社会参加、社会復帰

## Check list

**【副作用】**

以下の症状の有無について確認する。

□ 錐体外路症状（手が震える、体が硬くなるなど）
□ プロラクチン濃度上昇（生理が止まる、乳房がはる、乳汁分泌、性欲がわかないなど）
□ 抗コリン作用（口渇、便秘、排尿障害など）

**【併用薬】**

認知機能障害は、統合失調症患者に現れる症状の1つである。認知機能障害を悪化させる可能性がある以下の薬物を併用していないか確認する。

□ ベンゾジアゼピン系薬　□ 抗コリン薬

これらの薬を併用する場合には、頓服薬や症状の強い期間にするなど、なるべく少量かつ短期間にとどめる。

**【相互作用】**

相互作用を起こしやすい以下の生活習慣について確認する。

□ **飲酒**状況（アルコールは中枢神経抑制作用を有するため、薬の作用を増強することがある）
□ **喫煙**状況（CYP1A2誘導作用によりオランザピン代謝促進が起こり、効果が減弱する。逆に、急に禁煙すると、効果が強くなることもあるため注意が必要）

**【禁忌疾患】**

治療薬の禁忌疾患について確認する。

**〈ハロペリドールなどのブチロフェノン系〉**

□ パーキンソン病　□ レビー小体型認知症

**〈オランザピン（筋注以外）、クエチアピン〉**

□ 糖尿病

これらの疾患がある場合、疑義照会し、処方薬を再検討する。

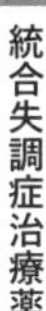

【アドヒアランス】

**服薬中止**による再発率は高く、アドヒアランスは治療に大きく影響する。アドヒアランスに低下が見られた場合、飲めていないことだけに焦点をあてて指導するのではなく、なぜ飲めていないのか、理由や患者の思いを探ることが大切である。「味が苦手」「喉にひっかかる」といった相談には個々にあった剤形を選択する。本人の病識が低い場合や服薬を拒否する場合には、家族の協力も重要である。アドヒアランスが期待できない場合や、症状が安定しない場合には、**デポ剤**（筋肉注射製剤）や**テープ剤**などへの変更も検討する。

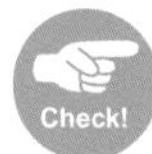

【高齢者への注意】

加齢により、薬を代謝又は排泄する機能が弱まり、薬が体内に蓄積する傾向がある。薬剤選択や用法・用量を決める際には十分注意する。

□ 糖尿病（非定型抗精神病薬による血糖上昇に注意）
□ 転倒リスク（中枢神経抑制作用や$D_2$受容体遮断作用による転倒、傾眠や起立性低血圧などによる立ちくらみにも注意）
□ 嚥下機能（$D_2$受容体遮断作用により、錐体外路症状が発現し、嚥下機能が低下しやすくなるため、誤嚥性肺炎に注意）

## よくある Q&A

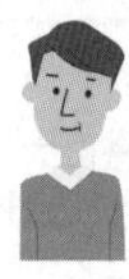

初めて統合失調症と診断されました。ショックですが、これまでずっと日常生活に困っていたので、医師が処方してくれた薬が早く効いてくれたら嬉しいです。

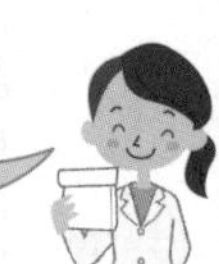

薬の効果は、2～4週目までに実感できることが多いです。薬に体を慣らすために最初は少なめの量から開始し、徐々に増やしていきましょう。薬が効き始めるまでに時間がかかることもありますし、その後、薬が増えたからといって、症状が悪くなったわけではありませんので心配いりません。医師とよく相談しながら、服薬を続けましょう。

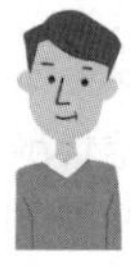

薬局に来る途中、知らない人がこっちをずっと見ています。気持ち悪いです（投薬窓口でも後方をキョロキョロ見回して、ソワソワしている様子）。

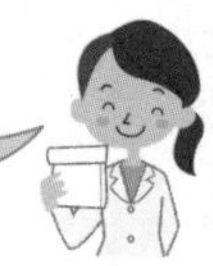

大丈夫ですか？　薬局に来るまでとても怖い思いをしましたね。今も見られていますか？　薬局には薬剤師もいるので安心してください。もしよければ、薬局で少しお休みしていってください。

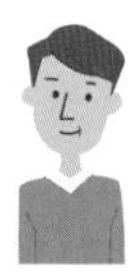

…元気が出ません。やる気も出ないし、ぼーっとします。

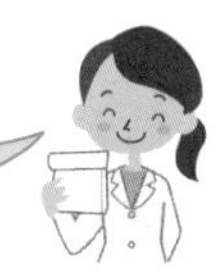

やる気もでなくて、毎日とてもつらいですね。今はゆっくり休んで、心も体も充電する期間なのかもしれませんね。また困ったことがありましたら、相談にのりますから、声をかけてください。

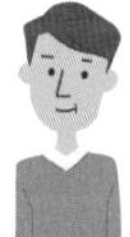

おかげ様で、だいぶよくなってきました。最近はデイケアへ参加してリハビリも行っています。ここまで回復したので、そろそろ薬をやめたいと思っています。まだ薬を飲み続けなくてはいけないのでしょうか。

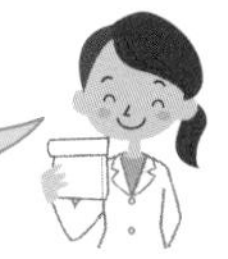

自己判断で治療を中断すると、症状が急激に悪化したり、再発することがあります。医師は、デイケアなど薬物以外の治療の経過を見ながら、薬の量を考えてくれていますので、医師の指示に従って、最後までしっかり服用を続けていただくことが大切です。薬を飲み続けることがご負担になっているのであれば、その点も医師に相談してください。

## ≫作用機序

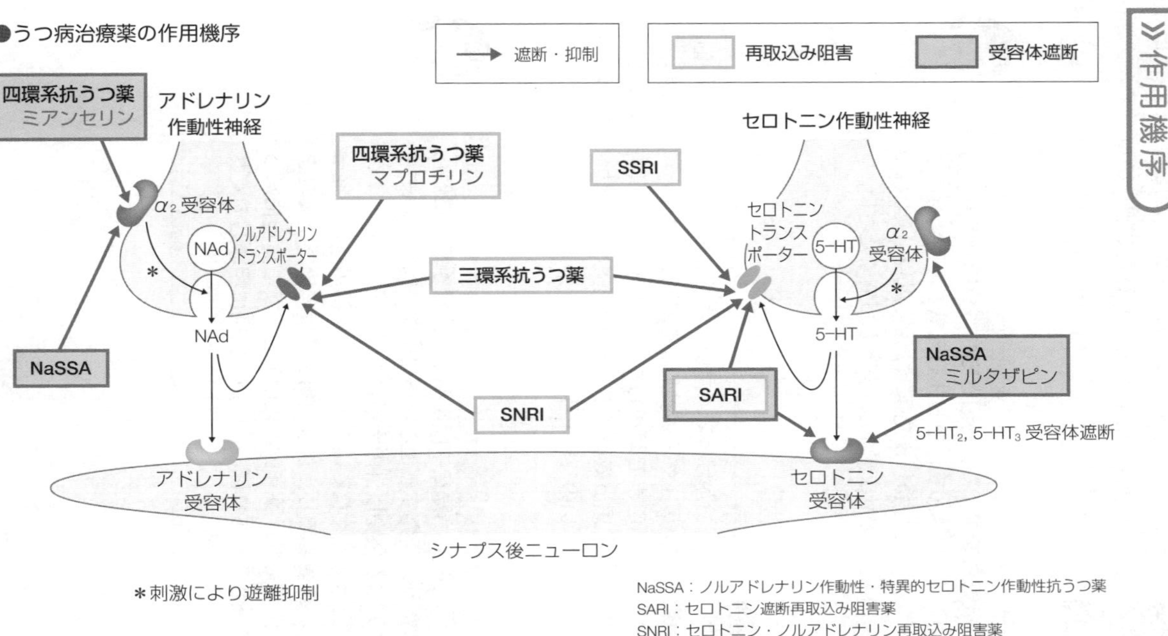
●うつ病治療薬の作用機序
遮断・抑制
再取込み阻害
受容体遮断
四環系抗うつ薬
ミアンセリン
アドレナリン
作動性神経
α2受容体
NAd
ノルアドレナリン
トランスポーター
＊
NAd
NaSSA
四環系抗うつ薬
マプロチリン
三環系抗うつ薬
SSRI
SNRI
セロトニン作動性神経
セロトニン
トランス
ポーター
5-HT
α2
受容体
＊
5-HT
SARI
NaSSA
ミルタザピン
5-HT2, 5-HT3 受容体遮断
アドレナリン
受容体
セロトニン
受容体
シナプス後ニューロン
＊刺激により遊離抑制
NaSSA：ノルアドレナリン作動性・特異的セロトニン作動性抗うつ薬
SARI：セロトニン遮断再取込み阻害薬
SNRI：セロトニン・ノルアドレナリン再取込み阻害薬
SSRI：選択的セロトニン再取込み阻害薬

## 分類と特徴

### ●SSRI、SNRI、NaSSAの薬剤選択

| 分類 | 特徴 |
|---|---|
| SSRI | うつ病以外に**神経症**に適応をもつため、パニック障害や強迫性障害などの神経症合併症患者に使用しやすい |
| SNRI | SSRIと比較して、**薬物相互作用が少ない**ため、併用薬が多種ある患者に使いやすい |
| NaSSA | **鎮静作用**が強いため、不眠を伴ううつ病患者に使いやすい |

### ●SSRI、SNRI、NaSSAの副作用

| 分類 | 一般名 | 不眠 | 鎮静 | 起立性低血圧 | 抗コリン作用 | 嘔気消化器症状 | 性機能障害 | 体重増加 |
|---|---|---|---|---|---|---|---|---|
| SSRI | パロキセチン | 中等度 | なし又は軽度 | なし又は軽度 | 軽度 | 中等度 | 中等度 | 中等度 |
| | フルボキサミン | | 軽度 | | なし又は軽度 | | | |
| | セルトラリン | | なし又は軽度 | | なし又は軽度 | | | |
| | エスシタロプラム | | なし又は軽度 | | なし又は軽度 | | | |
| SNRI | ミルナシプラン | 中等度 | なし又は軽度 | なし又は軽度 | なし又は軽度 | 中等度 | 中等度 | なし又は軽度 |
| | デュロキセチン | なし又は軽度 | 軽度 | | 軽度 | 軽度 | なし又は軽度 | なし又は軽度 |
| | ベンラファキシン | 中等度 | なし又は軽度 | | なし又は軽度 | 中等度 | 中等度 | なし又は軽度 |
| NaSSA | ミルタザピン | なし又は軽度 | 重度 | 軽度 | なし又は軽度 | なし又は軽度 | なし又は軽度 | 重度 |

## うつ病治療薬（経口）の一覧

| 分類 | 一般名 | 商品名 | 初期用量（mg/日） | 常用量（mg/日） | 最大投与量（mg/日） |
|---|---|---|---|---|---|
| ベンズアミド系 | スルピリド | ドグマチール | — | うつ病：150-300<br>統合失調症：300-600 | うつ病：600<br>統合失調症：1,200 |
| 三環系 | イミプラミン | トフラニール 10mg | 30-70 | 200まで漸増 | 300 |
|  |  | トフラニール 25mg | 25-75 |  |  |
|  |  | イミドール | 25-75 | 200まで漸増 | 300 |
|  | アミトリプチリン | トリプタノール | 30-75 | 150まで漸増 | 300 |
|  | クロミプラミン | アナフラニール | — | 50-100 | 225 |
|  | アモキサピン | アモキサン | — | 25-75 | 効果不十分：150<br>重篤：300 |
| 四環系 | マプロチリン | ルジオミール | — | 30-75 | — |
|  | ミアンセリン | テトラミド | 30 | 60まで増量 | — |
| SARI | トラゾドン | デジレル | 75-100 | 200まで増量 | — |
|  |  | レスリン |  |  | — |

| | | | | | |
|---|---|---|---|---|---|
| SSRI | フルボキサミン | デプロメール<br>ルボックス | 50 | 150まで増量 | — |
| | パロキセチン | パキシル | うつ病・うつ状態：10-20 | 20-40 | 40 |
| | | | パニック障害/社会不安障害：10 | パニック障害：30<br>社会不安障害：20 | パニック障害：30<br>社会不安障害：40 |
| | | | 強迫性障害：20 | 40 | 50 |
| | | パキシルCR | 12.5 | 25-50：1週間以上の間隔を空けて12.5mg/日ずつ増量 | 50 |
| | セルトラリン | ジェイゾロフト | 25 | 100まで漸増 | 100 |
| | エスシタロプラム | レクサプロ | — | 10：1週間以上の間隔を空けて増量 | 20〔CYP2C19のPM(poor metabolizer)患者は10mgを上限とすることが望ましい〕 |
| | ボルチオキセチン | トリンテリックス | — | 10：1週間以上の間隔を空けて増量 | 20 |
| SNRI | ミルナシプラン | トレドミン | 25 | 100（高齢者60）まで漸増 | — |
| | デュロキセチン | サインバルタ | 20 | 40：1週間以上の間隔を空けて20mg/日ずつ増量 | 60 |
| | ベンラファキシン | イフェクサーSR | 37.5 | 75：1週間以上の間隔を空けて75mg/日ずつ増量 | 225 |
| NaSSA | ミルタザピン | リフレックス<br>レメロン | 15 | 15-30：1週間以上の間隔を空けて15mg/日ずつ増量 | 45 |

# うつ病患者へのアプローチ

## ●うつ病とは

**うつ病性障害は、内因性の精神障害で、うつ性気分の感情動揺を中心とした一定の症状を示す疾患である。病相以外の時期では正常である。うつ病性障害は女性の有病率が高い。**

うつ病が起きるメカニズムについてはまだ明らかになっていないが、中枢モノアミン神経系の機能低下であるモノアミン仮説など、いくつかの仮説が提唱されている。

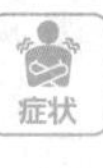


| 精神症状 | 身体症状 |
|---|---|
| ・抑うつ気分<br>・意欲減退<br>・被害妄想、貧困妄想<br>・思考障害<br>・不安・焦燥、悲哀感<br>・自殺企図、自殺念慮 | ・睡眠障害（早朝覚醒、不眠）<br>・食欲不振<br>・性欲低下<br>・疲労感 |

うつ病の診断基準には米国精神医学会による「DSM-5精神疾患の診断・統計マニュアル」と、世界保健機関（WHO)による「疾病及び関連保健問題の国際統計分類第10版」(ICD-10)の2つが用いられている。

日本うつ病学会　うつ病　ガイドライン　検索

## ●うつ病の進行と治療経過の1例

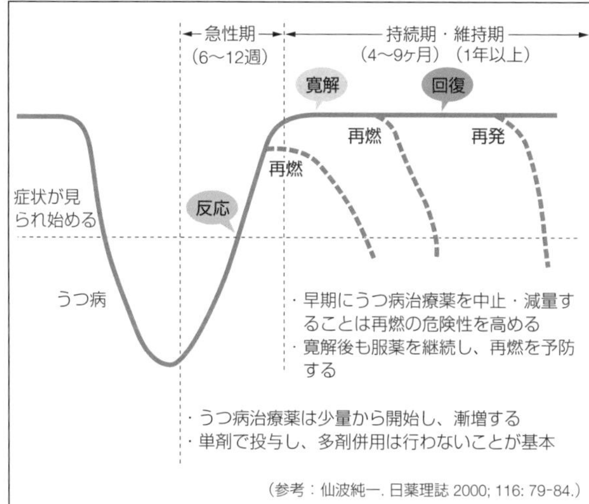

急性期
(6〜12週)
持続期・維持期
(4〜9ヶ月) (1年以上)
寛解
回復
再燃
再発
再燃
症状が見られ始める
反応
うつ病
・早期にうつ病治療薬を中止・減量することは再燃の危険性を高める
・寛解後も服薬を継続し、再燃を予防する
・うつ病治療薬は少量から開始し、漸増する
・単剤で投与し、多剤併用は行わないことが基本

(参考:仙波純一. 日薬理誌 2000; 116: 79-84.)

## ●うつ病治療の手順

治療
薬物療法と心理教育の併用
心理教育
治療反応の評価
寛解に至らず
診断
併存障害
身体状態
薬剤の用量・用法
精神療法の適応
治療期間
コンプライアンス
再評価
他の治療戦略
寛解
維持・継続療法へ移行
・薬剤の増量や変更
・増強療法
・精神療法の追加/変更
・身体的治療法の変更
(ECT・光療法)
・ソーシャルワーク追加
・入院治療

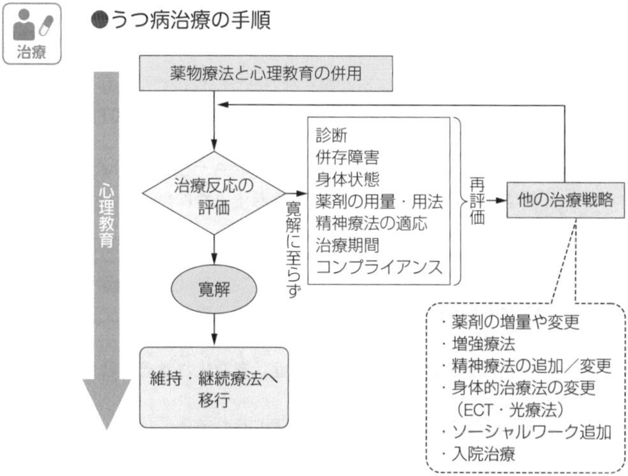

(尾鷲、2004)

＊ECT : modified electroconvulsive therapy(修正型電気痙攣療法)

(日本うつ病学会治療ガイドラインII. うつ病(DSM-5)/大うつ病性障害2016, p.25)

機序

指導

# Check list

**【併用薬】**

多くの**SSRI**は肝代謝酵素である**シトクロムP450**を阻害し、他剤の血中濃度を上昇させる可能性があるため注意が必要である。中でもCYP1A2を強く阻害する**フルボキサミン**の相互作用は有名であり、デプロメール®のインタビューフォームによると、**チザニジン**との併用でチザニジンのAUCが平均33倍増大、**ラメルテオン**との併用でラメルテオンのCmax、AUCが増大するため併用禁忌とされている。両薬剤はプライマリ・ケアの範囲で処方されることが多い薬剤のため注意が必要。

**【過量内服の有無】**

自己判断で服用量を増やしている場合があるため、以下の項目を確認する。

□ 処方日数と来局頻度　　□ 頓服薬の服用回数

過量服用により、特に三環系抗うつ薬で心筋伝導障害、炭酸リチウムで腎毒性など、高い致死性を示すため注意が必要。

**【合併疾患】**

合併している疾患について確認する。

- □ **心臓疾患**（QT延長は各薬剤で発症頻度は異なるが、注意が必要。特に三環系抗うつ薬とエスシタロプラムはQT延長症候群の患者に禁忌）
- □ **糖尿病**（NaSSAをはじめ一部の抗うつ薬は食欲を亢進させることがある。肥満や糖尿病の悪化につながることを念頭におく必要がある）
- □ **閉塞隅角緑内障**（三環系抗うつ薬とマプロチリンは、抗コリン作用により眼圧を上昇させることがあるため禁忌）
- □ **前立腺肥大などによる尿閉**（三環系抗うつ薬とマプロチリンは抗コリン作用により、ミルナシプランはノルアドレナリン再取込み阻害作用により、症状を悪化させることがあるため禁忌）

上記以外の疾患についても投薬時に確認する。

**【睡眠の状態】**

うつ病患者の多くに不眠症状が見られる。睡眠の悪化・改善は、うつ病の治療経過を見る上で有意な指標となるため、以下の項目を確認する。

**〈不眠症のタイプ〉** LINK→p.4

□ 入眠困難　□ 中途覚醒　□ 早朝覚醒　□ 熟眠障害

**〈不眠以外の症状〉**

□ 日中の眠気　□ 就寝時のいびき

□ レストレスレッグス（むずむず脚）症候群

□ 睡眠時無呼吸症候群

これらの場合、睡眠薬の効果が得られず、漫然投与や増量につながる可能性がある。

**【希死念慮や自傷行為の有無】**

うつ病の患者は、自殺や自傷行為について考えている場合が少なくない。**自傷箇所の有無、自殺念慮**を確認する。特にSSRIなどのうつ病治療薬の飲み始めや増量後の2週間くらいは、興奮や不安、自傷・自殺などの症状（アクティベーションシンドローム）が見られることがあるため注意が必要。

**【躁病エピソード】**

**双極性障害（躁うつ病）**の患者がうつ病治療薬を服用すると、興奮やパニック発作など、躁転とよばれる症状を引き起こすことがある。うつ病治療薬開始時には、必ず躁病エピソードがないかを確認することが重要である。

**【高齢者への注意】**

加齢により、薬を代謝又は排泄する機能が弱まり、薬が体内に蓄積する傾向がある。薬剤選択や用法・用量を決める際には十分注意する。

**〈三環系抗うつ薬〉**

□ 便秘　□ 口渇　□ 嚥下困難

**〈SSRI〉**

□ 転倒　□ 消化管出血による貧血

**〈スルピリド〉**

□ 錐体外路症状（手が震える、体が硬くなるなど）

## よくある Q&A

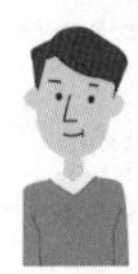

初めてうつ病と診断されました。まさか私が…。弱い人間ですね。

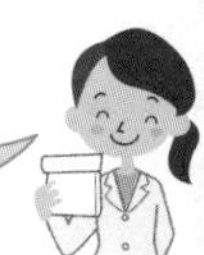

急な診断結果にショックでしたね。でも自分だけが弱い人間と思わないでください。厚生労働省の調査によると、日本におけるうつ病の生涯有病率は6.7%で、これは15人に1人がうつ病を経験しているという結果なのです。決して珍しい病気ではなく、誰もがかかる可能性があるのです。

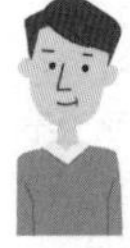

うつ病と診断されて、医師から薬を飲むよう言われました。とてもショックです。

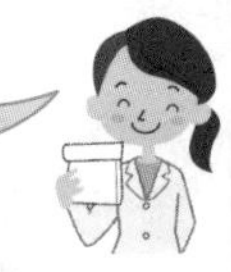

うつ病の診断を受けてから回復するまでに時間がかかるのが一般的です。治療期間は人それぞれで異なりますが、休養と薬物治療で経過を見ましょう。効果の実感は薬によっても異なりますが、2～6週間で現れます。眠気、ふらつき、胃部不快感など副作用が先に現れることもありますが、いずれも継続により軽減することが多いです。副作用回避のためにも少量から開始していますが、どうしても日常生活に支障があるときは、医師や薬剤師に相談してください。

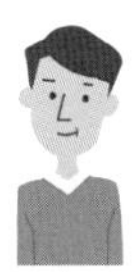

インターネットで、自分の飲んでいる薬を調べたら、最大量を飲んでいるようです。私の症状は重症なのでしょうか？

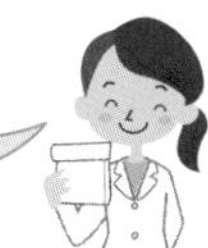

うつ病の薬物治療は、うつ病治療薬を十分量服用することが基本となります。逆に内服量を加減して少量を漫然と投与する治療では、うつ病が長期・慢性化する可能性があります。今回、医師に指示された内服量を守って最大量で治療することが、回復への近道となります。

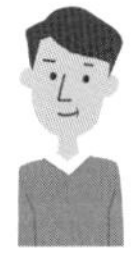

いつまでも薬に頼っているわけにはいかない、自分の力で何とかできるので内服をやめたいと思いますが、どうでしょうか？

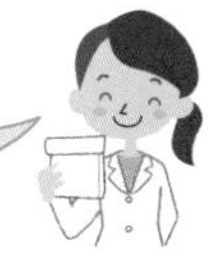

これまで頑張って治療を続けてこられましたね。ただ、うつ病の治療はご自身で考えている以上に長期戦となります。早期にうつ病治療薬を中止・減量することは、うつ病再燃の可能性を高めます。寛解後4～9ヶ月、又はそれ以上の期間、急性期と同用量の薬物治療を維持すべきとされています。さらに再発症例の場合、2年以上、急性期と同用量で継続使用した場合、再発予防効果があります。今後、減薬・中止に向けては、最初に薬を増やしていったときとは逆に、徐々に時間をかけて減らしていきます。自己判断での急な減薬・中断は思わぬ体調悪化にもつながるため注意しましょう。再発防止の意味でも今が大切な時期です。焦らずゆっくり治療を継続していきましょう。

# 4 てんかん治療薬

## 作用機序



●てんかん治療薬の作用機序

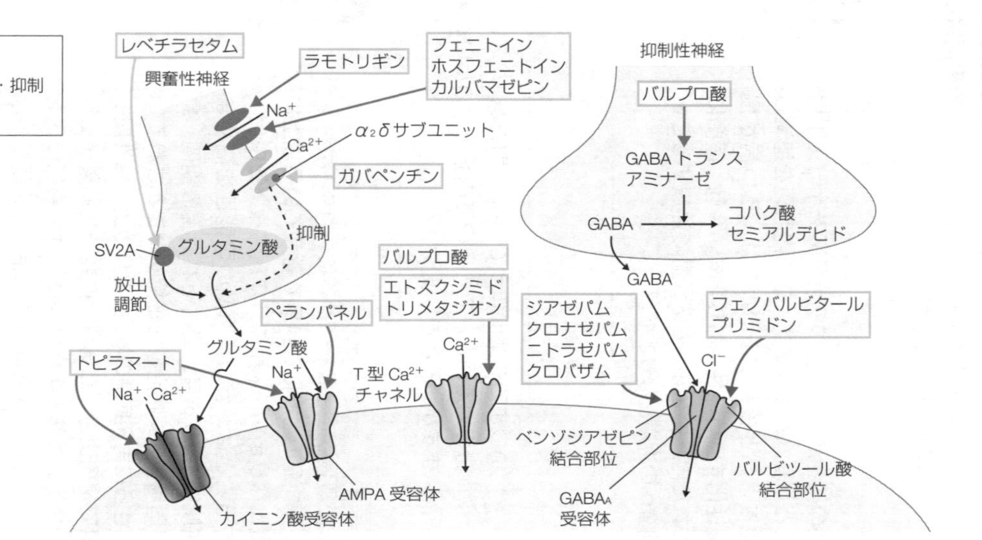

## てんかん治療薬同士の相互作用

血中濃度：↑上昇　↑↑著増　↓減少　↓↓著減　→不変

| 追加薬 | 元のてんかん治療薬の血中濃度 | | | | | | | | | | | | | | | | |
|---|---|---|---|---|---|---|---|---|---|---|---|---|---|---|---|---|---|
| | VPA | PB | CBZ | PHT | ZNS | CZP | CLB | ESM | GBP | TPM | LTG | LEV | RFN | STP | VGB | PER | LCM |
| VPA | ■ | ↑↑ | ↓ | ↓ | ↓ | | ↓ | ↑ | → | ↓ | ↑↑ | → | ↑↑ | | | | |
| PB | ↓ | ■ | ↓ | →↓ | ↓ | ↓ | ↓ | ↓ | → | ↓↓ | ↓↓ | ↓ | ↓↓ | ↓↓ | | | ↓ |
| CBZ | ↓↓ | ↑↓→ | ■ | ↑ | ↓ | ↓ | ↓ | ↓↓ | → | ↓↓ | ↓↓ | ↓ | ↓ | ↓↓ | → | ↓↓ | ↓ |
| PHT | ↓↓ | ↑↓ | ↓↓ | ■ | ↓↓ | ↓ | ↓ | ↓↓ | → | ↓↓ | ↓↓ | ↓ | ↓↓ | ↓↓ | → | ↓↓ | ↓ |
| ZNS | | → | → | → | ■ | | | | → | | ↑ | | | | | | |
| CZP | | → | ↓ | → | | ■ | | | → | | → | | | | | | |
| CLB | ↑↑ | ↑ | ↑ | ↑↑ | | | ■ | | → | | → | | | ↑ | | | |
| ESM | ↓ | → | → | ↑ | | | | ■ | → | | → | | | | | | |
| GBP | → | → | → | → | → | → | → | → | ■ | → | → | → | | | | | |
| TPM | ↓ | → | → | ↑ | | | | | → | ■ | → | | → | | | | |
| LTG | ↓ | → | → | → | → | ↓ | → | | → | → | ■ | → | → | | | | |
| LEV | → | → | → | → | | → | → | | → | | → | ■ | | | | | |
| RFN | → | ↑ | ↓ | ↑ | | | | | | → | ↓ | | ■ | | | | |
| STP | ↑ | ↑ | ↑↑ | ↑↑ | | | ↑↑ | | | | | | | ■ | | | |
| VGB | → | → | → | ↓ | | | | | | | | | | | ■ | | |
| PER | → | ↓ | → | → | → | → | → | | | → | → | → | | | | ■ | |
| LCM | → | | → | → | → | | | | → | → | → | → | | | | | ■ |

VPA：バルプロ酸ナトリウム　PB：フェノバルビタール　CBZ：カルバマゼピン　PHT：フェニトイン　ZNS：ゾニサミド　CZP：クロナゼパム
CLB：クロバザム　ESM：エトスクシミド　GBP：ガバペンチン　TPM：トピラマート　LTG：ラモトリギン　LEV：レベチラセタム
RFN：ルフィナミド　STP：スチリペントール　VGB：ビガバトリン　PER：ペランパネル　LCM：ラコサミド

## 分類と特徴

| 分類 | 一般名 | 商品名 | 適応 | | | | | 小児への適応 | $t_{1/2}$（時間） | 未変化体尿中排泄率（%） | 代謝酵素 | 主な特徴 |
|---|---|---|---|---|---|---|---|---|---|---|---|---|
| | | | てんかん | | | | その他 | | | | | |
| | | | 部分発作 | 全般発作 | 混合発作 | てんかんに伴うその他の症状 | | | | | | |
| 分岐鎖脂肪酸系 | バルプロ酸ナトリウム | デパケン | 焦点発作、精神運動発作 | 小発作 | ○ | てんかんに伴う性格行動障害（不機嫌・易怒性等） | 躁病及び躁うつ病の躁状態の治療、片頭痛発作の発症抑制 | × | 9.54<br>徐放性製剤：12.92 | 5日間値：ほぼ排泄されず | ― | ・片頭痛発作の発生抑制の適応を有する<br>・副作用：傾眠、失調、抑うつ、高アンモニア血症（尿素サイクルの阻害による）など<br>・徐放性製剤がある（デパケンR、セレニカR）<br>〈特異体質による副作用〉膵炎、肝障害<br>〈用量依存性副作用〉血小板減少、振戦、低ナトリウム血症、アンモニアの増加、パーキンソン症候群<br>〈長期服用に伴う副作用〉体重増加、脱毛、骨粗しょう症 |
| イミノスチルベン系 | カルバマゼピン | テグレトール | 精神運動発作 | 強直間代発作（全般痙攣発作、大発作） | × | てんかん性格及びてんかんに伴う精神障害 | 躁病、躁うつ病の躁状態、統合失調症の興奮状態、三叉神経痛 | ○ | 36 | 2-3 | CYP3A4（CYP2D6を除くほぼ全てのCYPを誘導） | ・三叉神経痛の適応を有する<br>・欠神発作には無効<br>・副作用：眠気、めまい、発疹など<br>・三環系抗うつ薬に対し過敏症の既往歴のある患者に禁忌である（三環系構造を有する）<br>〈特異体質による副作用〉皮疹、肝障害、汎血球減少、血小板減少<br>〈用量依存性副作用〉複視、眼振、めまい、運動失調、低ナトリウム血症、心伝導系障害、認知機能低下、聴覚異常<br>〈長期服用に伴う副作用〉骨粗しょう症 |
| GABA誘導体 | ガバペンチン | ガバペン | ★（二次性全般化発作を含む） | × | × | × | × | 3歳以上 | 6.7 | 静脈：100（外国人）<br>経口：42.1 | 代謝されない（わずかにCYP2A6を阻害） | ・部分発作に用いる<br>・体内でほとんど代謝されないことから、他剤との相互作用を起こしにくい<br>〈特異体質による副作用〉まれ<br>〈用量依存性副作用〉めまい、運動失調、眠気、ミオクローヌス |

| | | | | | | | | | | | | |
|---|---|---|---|---|---|---|---|---|---|---|---|---|
| その他 | トピラマート | トピナ | ★<br>（二次性全般化発作を含む） | × | × | × | × | 2歳以上 | 30.9 | 経口：35.1-59.2 | CYP3A4<br>（CYP2A6、CYP2B6、CYP2D6-valを阻害） | ・小児の部分てんかん患者に対し、併用療法が良好である<br>〈特異体質による副作用〉まれ<br>〈用量依存性副作用〉食欲不振、精神症状、眠気、言語症状、代謝性アシドーシス、発汗減少、認知機能低下<br>〈長期服用に伴う副作用〉尿路結石、体重減少 |
| | ラモトリギン | ラミクタール | 単剤療法及び★<br>（二次性全般化発作を含む） | 〈強直間代発作〉<br>単剤療法及び★（二次性全般化発作を含む）<br>〈定型欠神発作〉<br>単剤療法<br>〈Lennox-Gastaut症候群における全般発作〉<br>単剤療法及び★ | × | × | 双極性障害における気分エピソードの再発・再燃抑制 | ○ | 30.5<br>〔バルプロ酸ナトリウム併用時:70.0（外国人）〕 | 経口:10 | グルクロン酸転移酵素<br>（主にUGT1A4） | ・**副作用に重篤な皮膚障害があり、安全性速報が発出されている**<br>・広い発作型スペクトルを有する<br>・単剤療法を有する<br>・単剤療法、バルプロ酸ナトリウムを併用する場合、本剤のグルクロン酸抱合を誘導する薬剤※1を併用する場合で用法用量が異なる<br>〈特異体質による副作用〉皮疹、肝障害、汎血球減少、血小板減少<br>〈用量依存性副作用〉眠気、めまい、複視、興奮 |
| | レベチラセタム | イーケプラ | ★<br>（二次性全般化発作を含む） | 〈強直間代発作〉<br>★ | × | × | × | 4歳以上 | 7.9 | 経口（48時間）：56.3～65.3 | CYP非依存のセリンエステラーゼと推測される酵素 | ・他の抗てんかん薬の血漿中濃度に影響しないため、他剤併用しやすい<br>〈特異体質による副作用〉まれ<br>〈用量依存性副作用〉眠気、行動異常、不機嫌 |

※1 フェニトイン、カルバマゼピン、フェノバルビタール、プリミドンなど

★ 他の抗てんかん薬で十分な効果が認められないてんかん患者に対する抗てんかん薬との併用療法

# てんかん患者へのアプローチ

## ●てんかんとは

**種々の病因によってもたらされる慢性の脳疾患であり、大脳ニューロンの過剰な放電から由来する反復性の発作（てんかん発作）を主徴とする。主に特発性てんかん（約80%）と症候性てんかん（約20%）に分類される。**

特発性てんかんの原因は不明だが、遺伝的素因が強いとされる。症候性てんかんは頭部外傷、脳血管障害、脳腫瘍などの脳の器質的な損傷（脳疾患）が原因とされる。

・部分（焦点）発作…脳の一部分（焦点）が過剰興奮して起こる発作
・全般発作…大脳半球が両側同期性に過剰興奮して起こる発作

| | | |
|---|---|---|
| 部分（焦点）発作 | 単純部分発作 | 意識あり。片方の手足や顔などの痙攣 |
| | 複雑部分発作 | 徐々に意識が遠のく。成人の発作で最も多い |
| 全般発作 | 欠神発作 | 突然意識を失い、数秒後に回復。子どもに多い<br>あたかも魂が抜けたような状態 |
| | ミオクロニー発作 | 手足や体の筋肉が一瞬ピクッと収縮する。新生児から思春期に多い<br>筋肉が一瞬ピクッと収縮する発作 |
| | 強直間代発作 | 手足が突っ張り、全身が痙攣する。口から泡を吹き、白目をむく。発作後に眠る<br>強直性痙攣　間代性痙攣 |
| | 脱力発作 | 突然全身の力が抜けて倒れる |

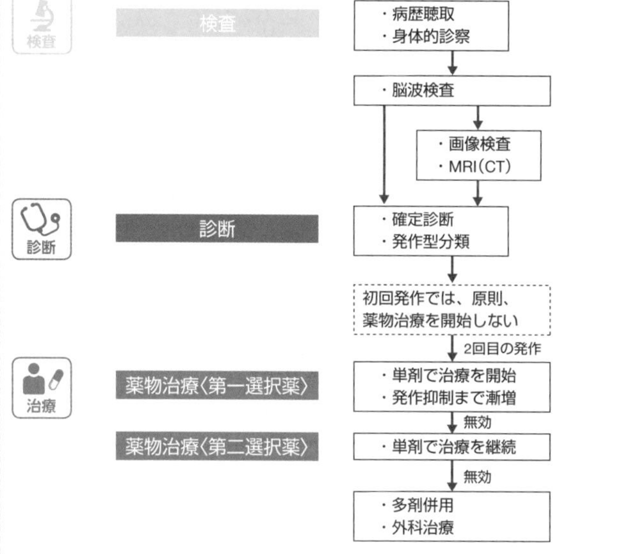


## ●てんかんの種類と治療薬

| | 発作型 | 第一選択薬 | 第二選択薬 |
|---|---|---|---|
| 部分(焦点)発作 | 単純部分発作<br>複雑部分発作<br>二次性全般化発作 | カルバマゼピン、ラモトリギン、レベチラセタム、ゾニサミド、トピラマート | フェニトイン、ガバペンチン、バルプロ酸、クロバザム、クロナゼパム、フェノバルビタール、ペランパネル、ラコサミド |
| 全般発作 | 欠神発作 | バルプロ酸、エトスクシミド | ラモトリギン |
| | ミオクロニー発作 | バルプロ酸、クロナゼパム | レベチラセタム、トピラマート、フェノバルビタール、クロバザム |
| | 強直間代発作<br>間代発作 | バルプロ酸 | ラモトリギン、レベチラセタム、トピラマート、ゾニサミド、クロバザム、フェノバルビタール、フェニトイン、ペランパネル |
| | 強直発作<br>脱力発作 | バルプロ酸 | ラモトリギン、レベチラセタム、トピラマート |

## Check list

**【副作用】**

てんかん治療薬の飲み始めや増量時には、以下の症状が現れていないかを確認する。

□ 眠気　□ 頭痛　□ めまい　□ ふらつき
□ 食欲不振

これらの副作用は、一般的にしばらく飲み続けることで軽減するため、自己判断で服薬を中止しないよう患者に説明する。また、皮疹や肝障害などのアレルギー反応による副作用が起こることがある。まれにStevens-Johnson 症候群（SJS）や、中毒性表皮壊死融解症（TEN）などの重篤な副作用を起こすことがあり、特にカルバマゼピンやラモトリギンなどを服用中に以下の症状が現れた場合には、すぐに医師に相談するよう指導する。

□ 発熱（38℃以上）　□ 皮疹　□ 喉や唇の腫れ

**【相互作用】** LINK→p.31

てんかん治療薬同士の相互作用や、他の薬剤との相互作用により、薬の効果が強く出たり、弱まったりすることがある。お薬手帳を活用し、他の医療機関を受診したり、薬局で薬（OTCを含む）を購入する場合には、てんかん治療薬を服用していることを伝えるように指導する。

**【妊婦への注意】**

てんかん治療薬によって催奇形性のリスクが異なる。

**〈催奇形性あり〉**

- □ バルプロ酸　□ フェニトイン
- □ カルバマゼピン　□ トピラマート

**〈催奇形性リスク低〉**

- □ ガバペンチン　□ ラモトリギン
- □ レベチラセタム

てんかん治療薬による催奇形性のリスクがある一方で、てんかん発作が起きた場合の胎児への悪影響（低酸素状態など）のリスクがあるため、妊娠が判明しても、治療は中断せず、てんかん治療薬の服用を継続させることが重要である。

また、患者が妊娠を希望する場合には、主治医と十分に相談の上、あらかじめ催奇形性リスクの低い薬剤に切り替えたり、減薬・減量などの対応を行った上で、十分に発作をコントロールした状態を保てる状態にしておくことが望ましい。

## よくある Q&A



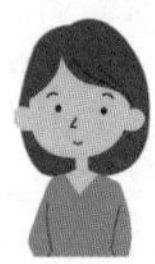

薬を飲んでいても車の運転はできますか？

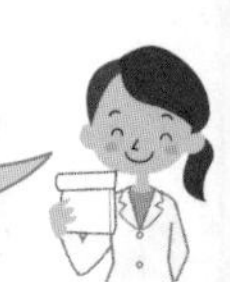

2002年の道路交通法改正により、てんかんの治療中でも、一定の条件のもと、車の運転が許可されました。
一方で、てんかん治療薬の中には、眠気やめまいなどの副作用を起こす薬剤も少なくなく、そうした薬剤を服用中の場合には、車の運転など危険を伴う作業は控えるようお願いしています。てんかん発作の発現状況や、副作用発現の状況は個々の状態によるため、一律に運転の可否を申し上げることはできません。運転を希望される場合は、医師と十分相談の上、治療を受けてください。

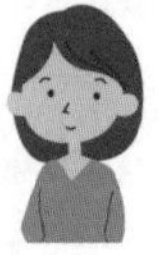

薬はいつまで飲まなければならないのですか？

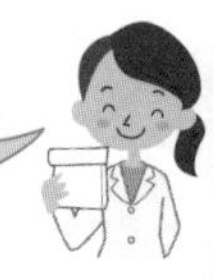

てんかん治療の目標は、てんかん発作をコントロールし、発作によって日常生活に支障が出ないようにすることです。発作の再発を防ぐためには、数年という長い期間の治療が必要になる場合が少なくありません。また、急に治療をやめてしまうと、反跳性の発作や重症化を起こす場合がありますので、自己判断で薬を減らしたりやめたりしないでください。

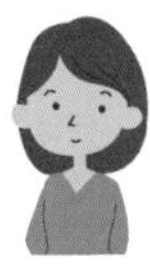

飲み忘れに気づいたときはどうしたらいいですか？

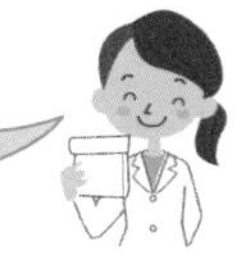

食後の指示などがあっても、食事に関係なく飲める薬がほとんどです。飲み忘れに気づいた時点で、すぐに１回分を飲んでください。ただし、次の服用時点が近い場合には、飲まずに次の服用回に決められた量を飲んでください。
てんかん治療薬は、効果が得られる用量と副作用が起こりやすくなる用量の幅が狭い薬が多くあります。副作用が起こる可能性が高くなりますので、決して２回分をまとめて飲んだりしないよう注意してください。

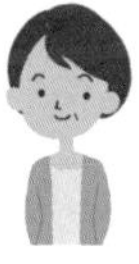

（高齢者の患者の場合）てんかん治療薬で認知症の治療になるのですか？

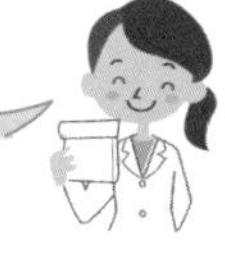

高齢者のてんかんの場合、痙攣・強直などの症状が現れにくいこと（無症候性てんかん）が多いとされています。数分～数時間の意識消失や認知機能障害を伴い、認知症と間違われるケースがあります。てんかん治療を行うことで、こうした症状を改善することが期待されます。

## 》作用機序

●パーキンソン病治療薬の作用機序

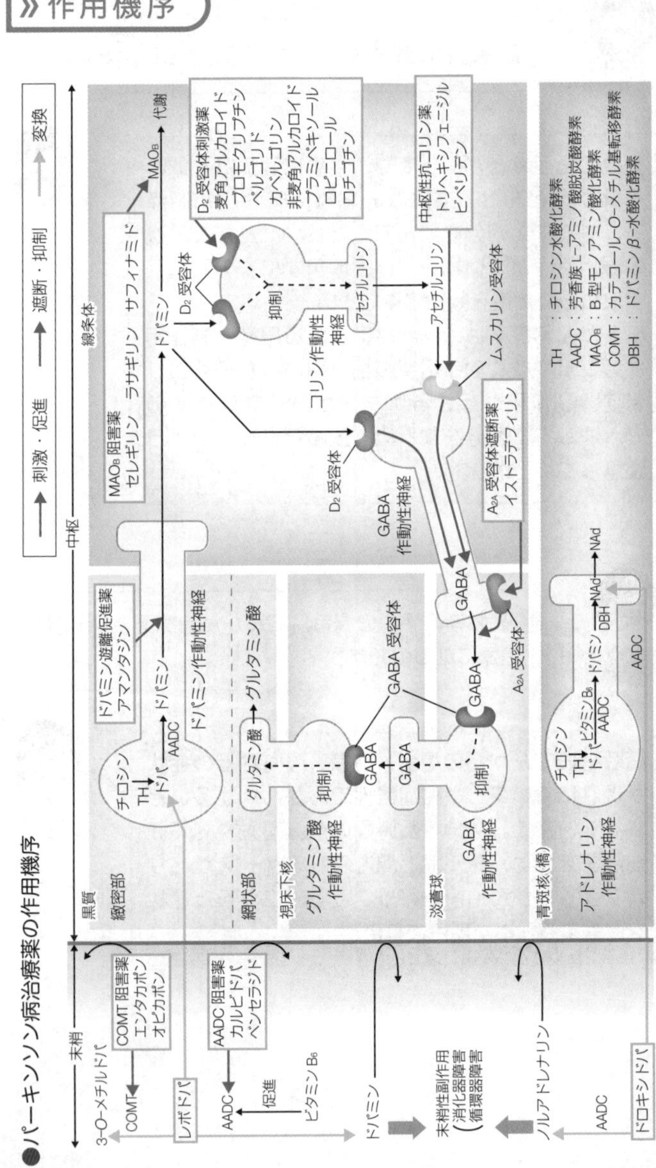

# パーキンソン病治療薬の比較

## ●パーキンソン病治療薬の有効性と安全性

| 項目 | | レボドパ | ドパミンアゴニスト（レボドパと比較して） |
|---|---|---|---|
| 有効性 | 症状改善作用 | 優れている | やや劣る |
| | 作用持続時間 | 短い | 長い |
| 安全性 | 長期投与による日内変動の発現リスク | 高い | 低い |
| | 精神症状の発現リスク | 低い | 高い |
| | 高齢者への投与 | 優れている | 劣る |

## ●ドパミンアゴニストの比較

| 分類 | 非麦角系 | | | 麦角系 | | |
|---|---|---|---|---|---|---|
| 薬剤選択 | 第一選択薬 | | | 非麦角系が無効の場合、忍容性に問題がある場合に使用（心臓弁膜症などの副作用リスクがあるため） | | |
| 一般名 | ロチゴチン | ロピニロール | プラミペキソール | カベルゴリン | ペルゴリド | ブロモクリプチン |
| 商品名（剤形） | ニュープロパッチ(貼付) | レキップ(錠、徐放錠)、ハルロピテープ(貼付) | ビ・シフロール(錠)*、ミラペックス(徐放錠) | カバサール(錠) | ペルマックス(錠) | パーロデル(錠) |

*レストレスレッグス症候群に適応を有する

## 分類と特徴

| 分類 | 薬物名 | 特徴 | 主な副作用 |
|---|---|---|---|
| ドパミン前駆物質 | レボドパ<br>レボドパ・カルビドパ配合錠、配合経腸用液<br>レボドパ・ベンセラジド配合錠<br>レボドパ・カルビドパ・エンタカポン配合錠 | ・ドパミン前駆物質であるレボドパと、その分解を阻害するドパ脱炭酸酵素阻害薬（DCI）により、線条体で不足している**ドパミン**を補う<br>・レボドパは血液脳関門を通過し、脳内でドパミンに変換され脳内のドパミン受容体を刺激する<br>・カルビドパ合剤、ベンセラジド合剤では、レボドパの投与量を節減することができる。カルビドパやベンセラジド（DCI）の併用により、レボドパの脳内移行量が増加し、消化器症状などの副作用の発現頻度が低下する<br>・レボドパは**固縮**、**無動**に有効だが、振戦には効果が低いので、振戦の生じている症例には、トリヘキシフェニジルを併用する<br>・眼圧上昇を起こすため、閉塞隅角緑内障の患者には禁忌である | ・悪心・嘔吐、ジスキネジア<br>・wearing-off現象<br>・悪性症候群<br>（図）レボドパ → 中枢：レボドパ → ドパミン（AADC）／末梢：レボドパ → ドパミン（AADC）；阻害：カルビドパ、ベンセラジド；促進：**ビタミン $B_6$** |
| $MAO_B$阻害薬 | セレギリン<br>ラサギリン<br>サフィナミド | ・**wearing-off現象**の改善に用いられる<br>・セレギリンは覚醒剤原料であるため取扱い注意 | 幻覚、せん妄、ジスキネジア |

| | | | |
|---|---|---|---|
| COMT阻害薬 | エンタカポン | ・wearing-off**現象**の改善に用いられる<br>・レボドパ製剤と併用する | 便秘、下痢、着色尿 |
| | オピカポン | | |
| 麦角ドパミンアゴニスト | カベルゴリン | ・線条体の**ドパミン受容体**と**直接結合**してドパミン作用を発現する<br>・麦角系は、**心臓弁膜症**、線維症などの副作用報告が多いため、非麦角系の使用を優先する<br>・ロチゴチンはレストレスレッグス症候群に適応を有する（パッチ2.25mg、同4.5mg） | ・**心臓弁膜症**<br>・消化器症状（悪心、嘔吐）<br>・浮腫<br>・幻覚 |
| | ペルゴリド | | |
| | ブロモクリプチン | | |
| 非麦角ドパミンアゴニスト | プラミペキソール | | ・眠気、**突発的睡眠**<br>・消化器症状（悪心、嘔吐）<br>・浮腫<br>・幻覚 |
| | ロピニロール | | |
| | ロチゴチン | | |
| | アポモルヒネ | | |
| $A_{2A}$受容体拮抗薬 | イストラデフィリン | レボドパ含有製剤で治療中のパーキンソン病におけるwearing-off**現象**の改善に用いられる | ジスキネジア、幻視、幻覚、便秘など |
| 中枢性抗コリン薬 | トリヘキシフェニジル | **ムスカリン作動性アセチルコリン受容体を遮断**し、線条体内のコリン・ドパミンのバランスを是正する | ・口渇、排尿困難、めまい、ふらつき<br>・悪性症候群 |
| | ビペリデン | | |
| | ピロヘプチン | | |
| ノルアドレナリン前駆物質 | ドロキシドパ | 脳内**ノルアドレナリン**を補充し、すくみ足を改善する | 血圧上昇 |
| レボドパ賦活薬 | ゾニサミド | ・ドパミン合成亢進、**MAO阻害**<br>・wearing-off**現象**の改善に用いられる | 眠気 |
| ドパミン遊離促進薬 | アマンタジン | ドパミン作動性神経終末からの**ドパミン遊離**を**促進**する | 幻覚、せん妄、ジスキネジア |

# パーキンソン病患者へのアプローチ

## ●パーキンソン病とは

人間の体は脳が指令を出すことで動いており、その指令を伝えるためにさまざまな物質が働いている。その中の1つ、ドパミンの量が減ると、パーキンソン病を発症するとされている。発症年齢は50～65歳に多いが、高齢になるほど発症率が高くなる。40歳以下で発症した場合は若年性パーキンソン病とよばれる。

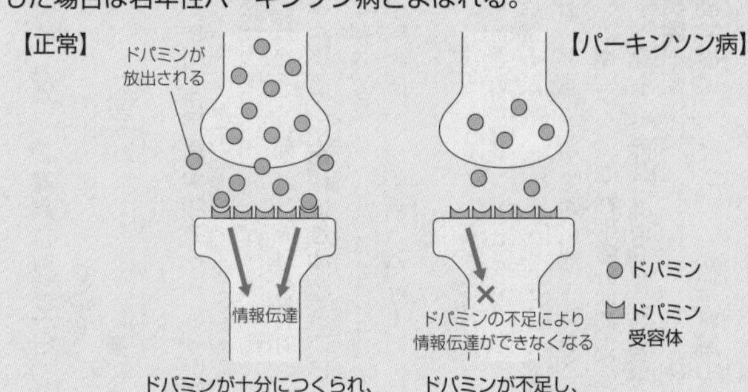

パーキンソン病の原因は不明であるが、黒質緻密層のドパミン神経細胞が変性し、ドパミンの欠乏と相対的コリン作動性神経の緊張増加をきたす疾患である。脳内ドパミンのほか、ノルアドレナリン、セロトニンも減少する。また、パーキンソン病に特徴的な症状を発現する症候群をパーキンソン症候群という。

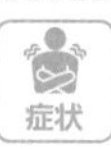


### ●パーキンソン病の四大症状

| | |
|---|---|
| 無動、寡動 | 動作が遅くなる。無表情になる |
| 安静時振戦 | 何もしていないときに手足が震える |
| 筋強剛 | 筋肉がこわばり、動かそうとすると、カクカクとした、ぎこちない動きになる |
| 姿勢反射障害 | 安定した姿勢を保つことが難しく、転びやすい |

| 分類 | 特徴 |
|---|---|
| 特発性 | 病理学的には黒質・青斑核などメラニンを含む細胞の消失が見られる（黒質の神経細胞がなぜ変性するかは不明）結果、線条体（尾状核・被殻）のドパミン（DA）が減少する |
| 続発性 | パーキンソン病以外で、パーキンソン様症状を示すもの<br>・脳血管障害<br>・脳腫瘍<br>・薬剤性：消化器用薬（スルピリドなど LINK →p.22）、抗精神病薬（ハロペリドール、クロルプロマジンなど LINK →p.12）、降圧薬（メチルドパ LINK →p.101）<br>・中毒性：CO中毒、$Mn^{2+}$中毒、有機リンなど |

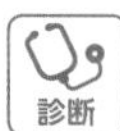

2015年に発表されたMovement Disorders Societyによると、無動又は寡動が必須で、静止時振戦か筋固縮のどちらか一方か、両方を伴う場合にパーキンソン病を疑う。支持基準には ①ドパミン補充療法で有効、②レボドパ誘発性ジスキネジアがある、③静止時振戦、④嗅覚障害とMIBG心筋シンチの異常のうち、臨床的確定診断にはこのうち2つを満たす必要がある。

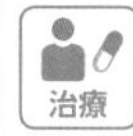

## ●早期パーキンソン病治療のアルゴリズム

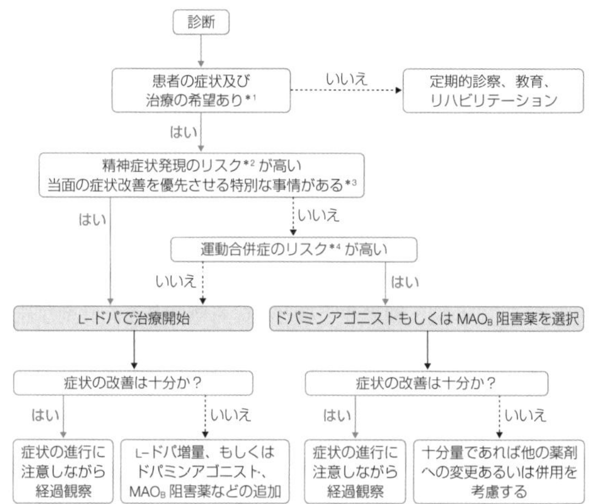


＊1　背景、仕事、患者の希望などを考慮してよく話し合う必要がある
＊2　認知症の合併など
＊3　症状が重い(例えばホーン-ヤール Hoehn-Yahr 重症度分類で 3 度以上)、転倒リスクが高い、患者にとって症状改善の必要度が高い、など
＊4　65 歳未満の発症など

〔「パーキンソン病診療ガイドライン」作成委員会(編)：パーキンソン病診療ガイドライン 2018，医学書院，p.107，2018.〕

## Check list

### 【副作用】

**〈悪性症候群〉**

パーキンソン病治療薬の重大な副作用の１つに、悪性症候群がある。悪性症候群のほとんどは、原因医薬品の投与後、減薬後、あるいは中止後の１週間以内に発症する。24時間以内の発症が16%、１週間以内の発症が66%、30日以内の発症が96%と大半を占め、30日以降の発症は4%となっている。

次のような症状が同時に複数見られるかを確認する。

- □ 他の原因がなく、37.5℃以上の高熱が出る
- □ 汗をかく
- □ ぼんやりとする
- □ 手足が震える
- □ 身体のこわばり
- □ 話しづらい
- □ よだれが出る
- □ 飲み込みにくい
- □ 脈が速くなる
- □ 呼吸数が増える
- □ 血圧が上昇する

**〈起立性低血圧〉**

レボドパやドパミンアゴニスト、$MAO_B$阻害薬などでは、起立性低血圧が起こることがある。パーキンソン病の病態そのものに関連する要因（内因）で自律神経症状により、立ち上がるときに血圧が低くなることで立ちくらみが見られることがある。もともと運動障害があり、転倒により骨折又は外傷に至るおそれがあるため、まずは症状について、主治医に相談するよう指導する。

**〈幻覚・せん妄〉**

レボドパやドパミンアゴニスト、$MAO_B$阻害薬、中枢性抗コリン薬などでは、幻覚やせん妄が起こることがある。ただし、薬剤（外因）以外に、パーキンソン病の病態そのものに関連する要因（内因）や促進因子（身体・心理・環境要因など）の影響もある。薬剤が原因の場合には、パーキンソン病の症状コントロールと幻覚・せん妄症状のコントロールのバランスをとりながら治療を進める必要があるため、医師にフィードバックを行ったり、早めの再受診を勧めるなどの対応が求められる。

**【相互作用】**

一部の薬剤では、パーキンソン病の症状を悪化させたり、パーキンソン病治療薬の作用を増強したりする。他の医療機関を受診、あるいは薬局で薬（OTCを含む）を購入する場合には、お薬手帳を活用し、パーキンソン病治療薬を服用していることを伝えるよう指導する。

また、**$MAO_B$阻害薬**の一部には、チーズやレバーなどの食品と相互作用をもつ薬剤があるため、注意するよう指導する。

**【アドヒアランス】**

パーキンソン病の治療は、薬物治療による対症療法が中心であり、生活の質（QOL）や生命予後の改善が目標となる。アドヒアランスの低下は、日常の活動への影響やwearing-offの発現など、パーキンソン様症状の悪化、悪性症候群などの副作用の発現につながるため、服用の重要性を説明する。

また、副作用と思われる症状や、効果不十分と感じる症状があれば、自己判断で服用を中止したりせず、必ず医師又は薬剤師に相談するよう指導する。

## よくある Q&A

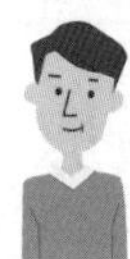

薬の副作用で気持ち悪さが続いています。

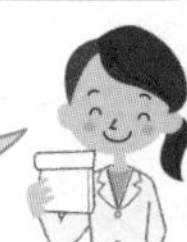

レボドパやドパミンアゴニストなどの薬剤では、気持ち悪くなったり、食欲が落ちたりする副作用が見られます。継続することで徐々に治まることが多いですが、症状が重い場合やしばらく続くような場合には、胃腸薬を併用したり、別の原因がないかを確認する必要があるので、医師に相談してください。

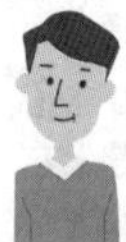

パーキンソン病は治らないと聞いたのですが本当ですか？

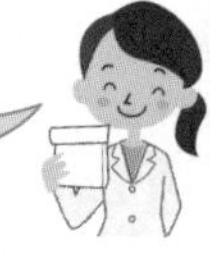

パーキンソン病は、脳の神経細胞の機能が落ちていく病気です。現時点では、薬で症状をコントロールしていくことが治療の基本になります。医師に指示された薬をきちんと服用することで、パーキンソン病の症状をコントロールし、日常生活への影響を最小限に抑えることができます。治らないからといって、急に服薬をやめてしまうと、症状の悪化や副作用を起こす場合がありますので、自己判断で薬を減らしたりやめたりしないでください。

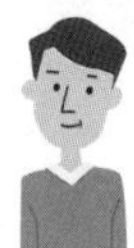

薬を飲み始めてから幻覚を見るようになりました。

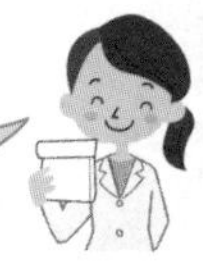

レボドパやドパミンアゴニストの副作用として、幻覚や妄想、ギャンブル障害や性欲の亢進、買いあさり、過食などの衝動的な行動が現れることがあります。治療薬の減量や薬の変更による改善が期待されますが、パーキンソン病の症状コントロールに影響するため、必ず医師に相談をしてください。

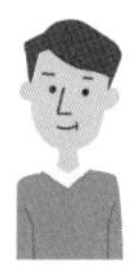

薬の効き目がだんだん短くなってきたように感じます。

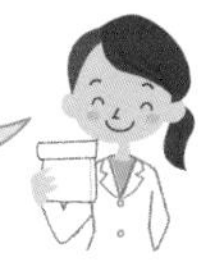

パーキンソン病の進行により、レボドパの効果持続時間が短くなり、次の服用までに効果が切れてしまう状態（wearing-off）や、突然効果が現れる状態（on-off）が起こることが知られています。レボドパを服用する間隔を短くする（1日あたりの服用回数を増やす）や、$MAO_B$阻害薬やアデノシン$A_{2A}$受容体拮抗薬などを併用することで、効果を安定させることができます。

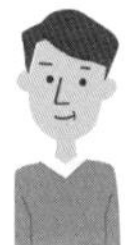

薬を飲んでいても車の運転はできますか？

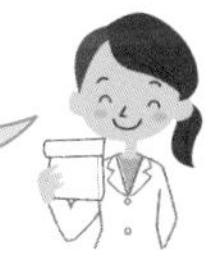

パーキンソン病治療薬の多く、特に、ドパミンアゴニストでは、突発性睡眠（急に眠ってしまう）が報告されています。そうした薬を服用中は、車の運転など危険を伴う作業は必ず控えてください。

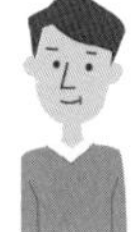

治療費が高くて困っています。

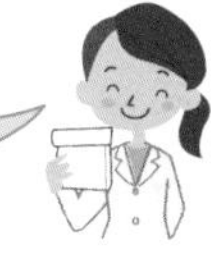

パーキンソン病は、一般的な医療保険制度・介護保険制度に加えて、難病医療費助成制度などが利用できます。まずは、お近くの医療機関や自治体の窓口などにご相談ください。

## 》作用機序

●関節リウマチ(RA)に用いる生物学的製剤の作用機序

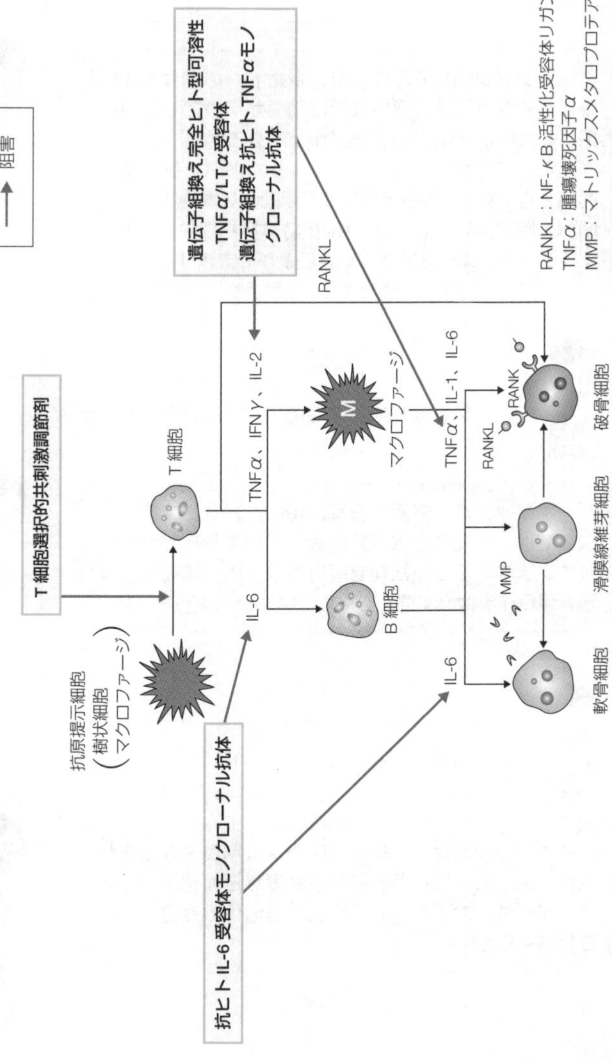

→ 阻害

T 細胞選択的共刺激調節剤

抗原提示細胞
(樹状細胞
マクロファージ)

T 細胞

抗ヒト IL-6 受容体モノクローナル抗体

遺伝子組換え完全ヒト型可溶性 TNF$\alpha$/LT$\alpha$受容体
遺伝子組換え抗ヒト TNF$\alpha$モノクローナル抗体

IL-6

TNF$\alpha$、IFN$\gamma$、IL-2

RANKL

B 細胞

M

マクロファージ

IL-6

TNF$\alpha$、IL-1、IL-6

RANKL

MMP

RANK

軟骨細胞

滑膜線維芽細胞

破骨細胞

RANKL：NF-$\kappa$B 活性化受容体リガンド
TNF$\alpha$：腫瘍壊死因子$\alpha$
MMP：マトリックスメタロプロテアーゼ

## 分類と特徴

### ●RAの治療方針

- 関節リウマチ治療薬、副腎皮質ステロイド性薬を中心とした薬物療法が治療の中心
- 基本的な関節リウマチ治療薬は従来型抗リウマチ薬（csDMARDs）の**メトトレキサート**（MTX）であり、MTXで効果不十分な患者などに生物学的製剤（bDMARDs）や分子標的合成抗リウマチ薬（tsDMARDs）を追加投与する
- 関節リウマチ治療薬の選択時は**感染症・結核**、**間質性肺疾患**の既往、**B型肝炎**の感染症歴の確認など注意が必要である

### ●RAに適応のある生物学的製剤（bDMARDs）

| 一般名 | インフリキシマブ | エタネルセプト | アダリムマブ | ゴリムマブ | セルトリズマブペゴル | トシリズマブ | サリルマブ | アバタセプト |
|---|---|---|---|---|---|---|---|---|
| 商品名 | レミケード | エンブレル | ヒュミラ | シンポニー | シムジア | アクテムラ | ケブザラ | オレンシア |
| 標的分子 | TNF α | TNF α | TNF α | TNF α | TNF α | IL-6受容体 | IL-6受容体 | CD80/CD86 |
| 投与方法 | 点滴<br>点滴時間：原則2時間以上かけて緩徐に<br>初回、2週、6週<br>以降8週間隔 | 皮下注<br>10-25mgの場合：<br>2回/週<br>25-50mgの場合：<br>1回/週 | 皮下注<br>1回/2週 | 皮下注<br>1回/4週 | 皮下注<br>初回、2週、4週<br>以降2週間隔 | 点滴<br>点滴時間：1時間（開始時は緩徐）<br>1回/4週<br><br>皮下注<br>1回/2週<br>効果不十分の場合1回/週まで短縮可 | 皮下注<br>1回/2週 | 点滴<br>点滴時間：30分<br>初回、2週、4週<br>以降4週間隔<br><br>皮下注<br>初回のみ負荷投与あり<br>以降1回/週 |
| 半減期 | 約8-10日 | 約4日 | 約12日 | 約12-13日 | 約13日 | 点滴：約6日<br>皮下注：1.6日 | 約2-3日 | 点滴：約10日<br>皮下注：13.2日 |
| MTX併用 | 必須 | 可 | 可 | 可 | 可 | 可 | 可 | 可 |
| 自己注射 | 不可 | 可 | 可 | 可 | 可 | 可（皮下） | 可 | 可（皮下） |

## 分類と特徴

●RAに適応のある従来型抗リウマチ薬と分子標的合成抗リウマチ薬

| 分類 | 一般名 | 商品名（剤形） | 特徴 |
| --- | --- | --- | --- |
| csDMARDs | メトトレキサート | リウマトレックス（カプセル） | ・ジヒドロ葉酸をテトラヒドロ葉酸に変換する**ジヒドロ葉酸還元酵素**を阻害し、葉酸欠乏を起こすため、葉酸の併用が推奨されている<br>・1週間単位の投与量として16mgを超えないようにする |
| | レフルノミド | アラバ（錠） | メトトレキサートが禁忌であるか、早期に使えなくなった場合に治療手段とすることが推奨されている |
| | ブシラミン | リマチル（錠） | ・SH基を分子内に2個有する化合物<br>・SH基が免疫複合体やリウマトイド因子の**ジスルフィド結合（-S-S-）を開裂**させる |
| | サラゾスルファピリジン | アザルフィジン（EN錠） | ・抗リウマチ作用は、サラゾスルファピリジン自身の作用による<br>・潰瘍性大腸炎にも用いられるが、その作用は活性代謝物の5-アミノサリチル酸による |
| | イグラチモド | ケアラム（錠） | ・**NF-κBの活性化を抑制**し、単球やマクロファージによる炎症性サイトカイン（TNFα、IL-6など）の産生及びB細胞による免疫グロブリン（IgG、IgM）の産生を抑制すると考えられている<br>・ワルファリンとの併用に関する安全性速報（ブルーレター）が発出されている |
| tsDMARDs（JAK阻害薬） | トファシチニブクエン酸塩 | ゼルヤンツ（錠） | シグナル伝達に関わる**ヤヌスキナーゼ（JAK）1及びJAK3を阻害**し、インターロイキン（IL）やI型IFNなどの働きを抑制することでリンパ球の活性化、増殖及び機能発現を抑制する |
| | バリシチニブ | オルミエント（錠） | シグナル伝達に関わる、**JAK1/JAK2**を選択的かつ可逆的に**阻害**する |
| | ペフィシチニブ | スマイラフ（錠） | JAK1、JAK2、JAK3、TYK2を阻害 |
| | ウパダシチニブ | リンヴォック（錠） | JAK1、JAK2、JAK3、TYK2を阻害 |
| | フィルゴチニブ | ジセレカ（錠） | JAK1、JAK2、JAK3、TYK2を阻害 |

## ●RA治療薬に見られる副作用

| 分類 | 一般名 | 主な副作用 |
|---|---|---|
| csDMARDs | メトトレキサート | 食欲不振、嘔気・嘔吐、ALT上昇、AST上昇 |
| | レフルノミド | 肝機能検査値異常、下痢、脱毛症、尿沈渣異常、発疹、高血圧、上気道感染、腹痛、タンパク尿 |
| | ブシラミン | 皮疹・掻痒感、タンパク尿、口内炎・口内異常感、肝機能異常、腎機能異常 |
| | サラゾスルファピリジン | 発疹、悪心・嘔吐、肝障害、腹痛、発熱、胃不快感、掻痒感 |
| | イグラチモド | ALT増加、AST増加、$\gamma$-GTP増加、ALP増加、NAG増加、尿中$\beta_2$ミクログロブリン増加、総胆汁酸増加、腹痛、発疹 |
| tsDMARDs | トファシチニブ | 鼻咽頭炎、頭痛、血中クレアチンホスホキナーゼ増加 |
| | バリシチニブ | LDLコレステロール上昇 |
| bDMARDs | インフリキシマブ | 頭痛、気道感染、咽喉頭炎、血尿、悪心、発疹、自己抗体陽性、発熱 |
| | エタネルセプト | 感冒、上気道感染、気管支炎、発疹、掻痒症、注射部位反応、発熱 |
| | トシリズマブ | ヘルペスウイルス感染、上気道感染、気管支炎、咽喉頭疼痛、コレステロール増加、トリグリセリド増加、高脂血症、高コレステロール血症、LDL増加、肝機能異常、ALT上昇、AST上昇、高血圧、口内炎、下痢、胃腸炎、腹痛、頭痛、発疹、掻痒症、白癬、皮膚感染、膿瘍、発熱 |
| | アダリムマブ | 頭痛、自己抗体陽性、上気道感染、咳嗽、下痢、肝酵素上昇、発疹、掻痒症、湿疹、白癬、発熱、注射部位反応 |
| | アバタセプト | 頭痛、浮動性めまい、悪心、副鼻腔炎 |
| | ゴリムマブ | 鼻咽頭炎、上気道感染、注射部位反応 |
| | セルトリズマブ　ペゴル | 細菌感染、ウイルス感染、肝障害、発疹 |
| | サリルマブ | 鼻咽頭炎、口内炎、注射部位紅斑 |

# 関節リウマチ患者へのアプローチ

## ●関節リウマチとは

機序

指導

体の免疫系（防御システム）に異常をきたし、自身の細胞を攻撃することにより、**関節**をはじめ、**全身**に**炎症**が起こる病気である。朝起きたときに手指の関節にこわばりを感じるようになり、しだいに関節の痛み、関節の変形・破壊へと炎症が進行する。**30〜50歳代の女性**に多く認められる。

全ての原因が明らかになっていないが、リウマトイド因子（変性IgGのFc部分に対する自己抗体）を認める全身性自己免疫疾患であると考えられている。

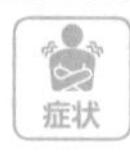


### ●関節に起こる変形の種類

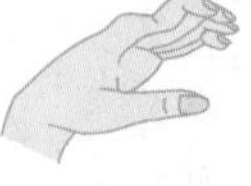
スワンネック変形

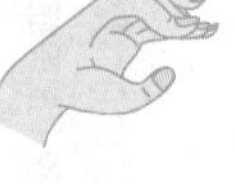
ボタン穴変形

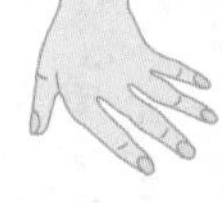
尺側偏位

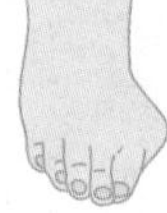
外反母趾と槌趾

手・足の関節

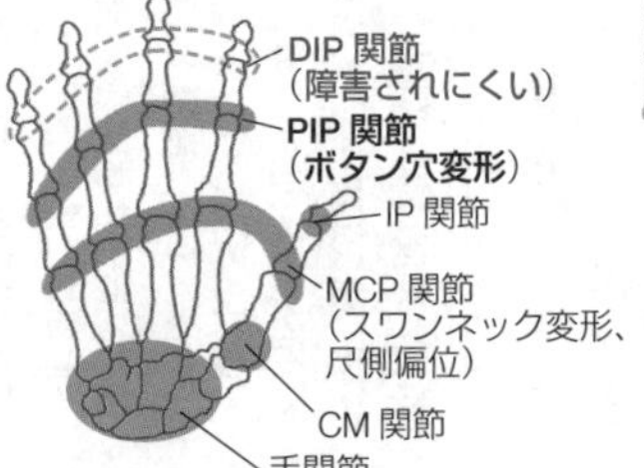


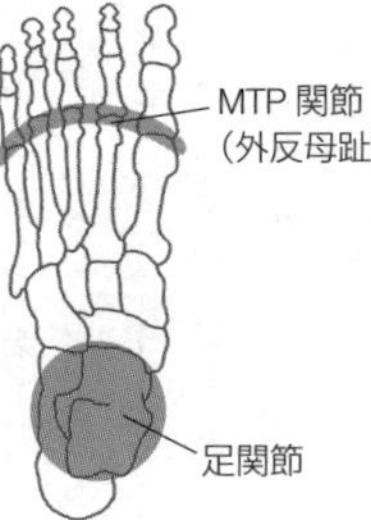

### ●目標達成に向けた治療アルゴリズム

活動性の関節リウマチ

〈長期罹患の患者〉

〈発症早期の患者〉

1〜3ヶ月ごとに疾患活動性を評価し、その結果にあわせて治療を選択

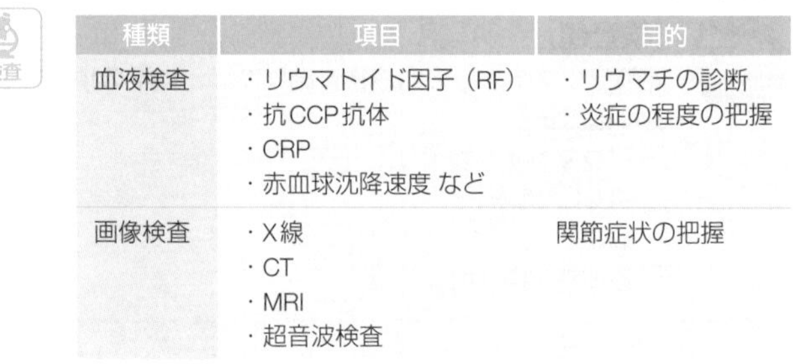

| 種類 | 項目 | 目的 |
|---|---|---|
| 血液検査 | ・リウマトイド因子（RF）<br>・抗CCP抗体<br>・CRP<br>・赤血球沈降速度 など | ・リウマチの診断<br>・炎症の程度の把握 |
| 画像検査 | ・X線<br>・CT<br>・MRI<br>・超音波検査 | 関節症状の把握 |

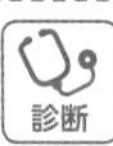


米国リウマチ学会と欧州リウマチ学会が共同作成した「関節リウマチ新分類基準」を参考にしながら行われる。

日本リウマチ学会　新RA分類基準　検索

●目標達成に向けた治療（treat to target）

- 関節リウマチの治療は、患者とリウマチ専門医が一緒に決める
- 治療のゴールは、患者のQOLをよい状態に保つこと。そのためには、
  ・こわばりや痛みのような症状をコントロールする
  ・骨や関節の破壊を起こさない
  ・身体機能を正常に戻し、社会活動に参加する
- 治療のゴールを達成するために最も重要なことは、関節の痛みや腫れを抑えること
- 明確な目標に向けて、疾患活動性を評価*し、都度、治療を見直す

（Smolen JS, et al. Ann Rheum Dis 2010: 69; 631-7.）

*関節リウマチの症状を数値化し、病状を客観的に把握すること
・疾患活動性が高い⇒病気が進行していて、関節への影響が大きい
・疾患活動性が低い⇒症状が軽く、寛解に近い状態

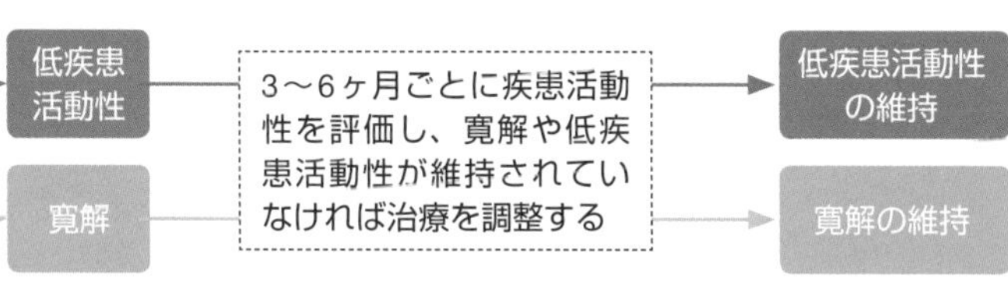

## Check list

**【検査値】**

関節リウマチ患者の血液検査結果では、以下の項目を重点的に確認する。

□ リウマトイド因子
□ 抗CCP抗体
□ CRP
□ 赤血球沈降速度

**【副作用】**

DMARDsや生物学的製剤の使用により**感染症**を発症しやすくなる。治療中は無理をしない、睡眠や休息を十分とる、人混みを避けるなど注意し、マスクの着用や手洗い・うがいを習慣づけるよう指導する。発熱や咳症状は重度の副作用の可能性を考慮し、受診勧告する。

**【アドヒアランス】**

関節リウマチの症状には個人差があり、患者とリウマチ専門医が協力して治療を進めていくことが必要である。アドヒアランスの向上のため、以下の項目を確認する。

□ 服薬状況〔メトトレキサート(MTX)や副腎皮質ステロイド性薬の服用スケジュールや生物学的製剤の使用方法など、正しく理解し、使用できているかを確認〕
□ 手指関節の状況(手指関節に変形が見られる場合、指先をうまく使えないことにより、服用が困難になることが予想される。飲みやすさもコンプライアンスに大きく影響するため、服薬のサポートを考慮する。

例) PTPから取り出しにくいときは一包化する、インスリン注射や目薬では補助具の利用をすすめるなど

【公的制度に関して】

医療費の負担や日常生活の困難を感じている患者への対応として、**高額療養費制度**や**介護保険制度**などの説明ができるよう備えておく。

## よくある Q&A

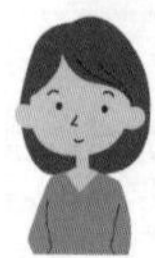

関節リウマチは、一生治らないのでしょうか？

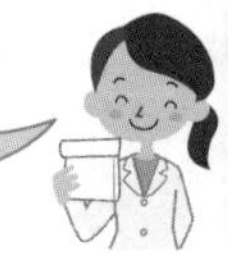

発症してから6ヶ月以内の場合は、積極的に治療を行うことで治癒する可能性があります。
発症してから2年以上経過している場合は、治癒は難しくても、薬を服用することで発症する前と同じくらいの生活を送ることは可能です。

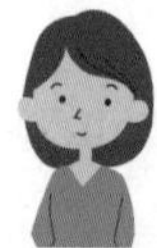

手や足の変形は治らないのでしょうか？

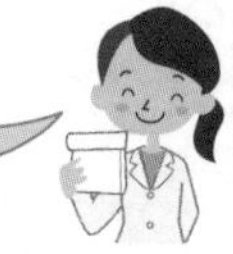

関節リウマチによる関節の変形は、生物学的製剤を使用することで、破壊された関節がある程度修復されることがありますが、もとに戻ることはありません。
関節リウマチは可能な限り早く診断・治療を開始して、関節の変形が生じないようにコントロールすることが重要です。変形によって、動かしにくい、痛みがある等の場合は、装具の使用あるいは手術を受けることで、動かしにくさや痛みを改善できます。

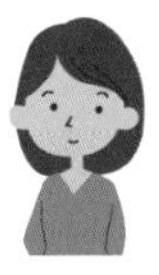

メトトレキサートを服用しています。インフルエンザの予防接種は受けてもよいですか？

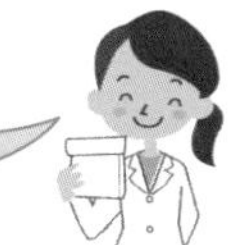

積極的に受けるようにしましょう。ワクチン（予防接種）には生ワクチン（BCG、麻しん、風しん、帯状疱疹など）、不活化ワクチン（インフルエンザ、肺炎球菌など）、トキソイド（破傷風、ジフテリアなど）があります。 生ワクチンはウイルスや細菌の毒性や感染力を弱めてつくられていますので、感染する可能性があります。メトトレキサートを使用中に生ワクチンを受けてはいけません。肺炎球菌に対する予防接種は不活化ワクチンですので、積極的に受けましょう。

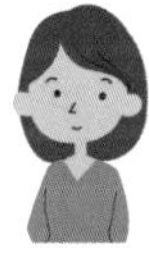

薬を飲んでいても妊娠・出産はできますか？

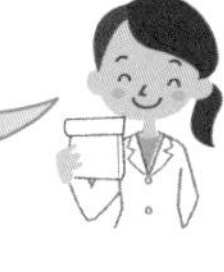

パートナーの理解と主治医の協力があれば、妊娠や出産は十分に可能です。治療薬によって避妊が必要なものもありますし、出産後に関節リウマチが悪くなることもあるため、医師とよく相談してください。

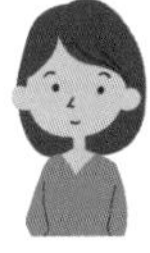

クーラーで関節が痛くなります。使わないほうがよいですか？

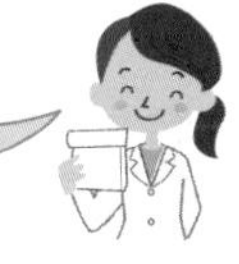

エアコンの冷気があたると、関節が冷えて痛みが増します。エアコンからの冷気が直接体にあたらないように手足を覆う、冷気が吹き出す方向を水平あるいは天井に向ける、冷気を弱くするなど、冷えすぎないようにしましょう。

## 》作用機序

●血漿 $Ca^{2+}$濃度の調節とカルシトニン、パラトルモン、活性型ビタミン $D_3$ の作用部位

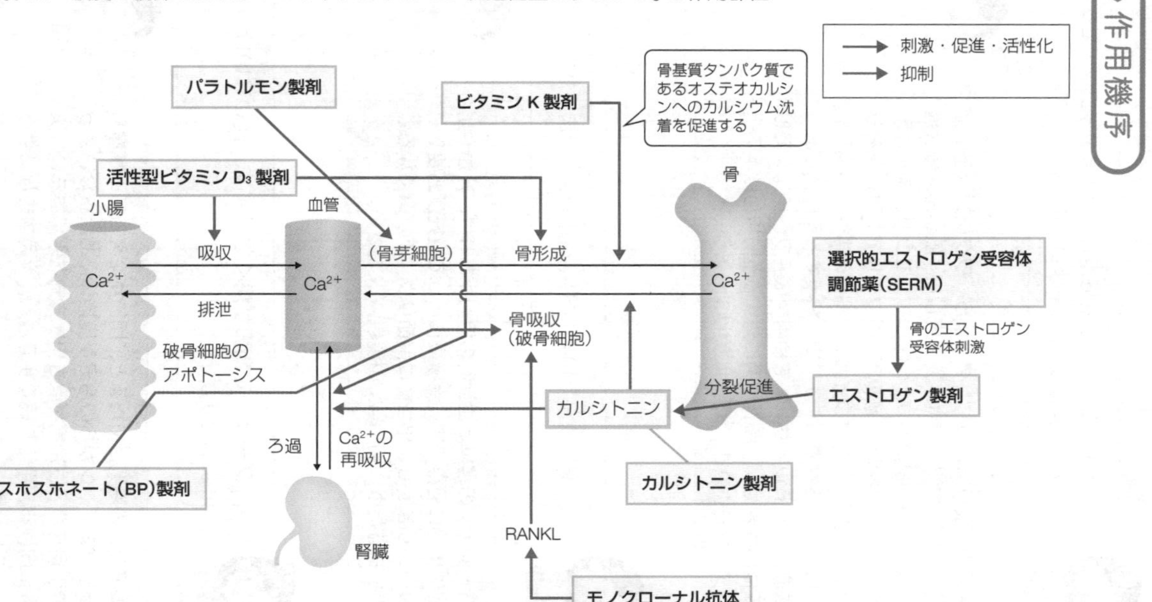

## 分類と商品名（剤形）

| 分類 | 一般名 | 商品名（剤形） |
|---|---|---|
| エストロゲン製剤 | エストラジオール | ジュリナ（錠） |
| SERM | ラロキシフェン | エビスタ（錠） |
| | バゼドキシフェン | ビビアント（錠） |
| カルシトニン製剤 | エルカトニン | エルシトニン（注射） |
| 活性型ビタミン$D_3$製剤 | カルシトリオール | ロカルトロール（カプセル、注射） |
| | アルファカルシドール | ワンアルファ（錠）、アルファロール（散、カプセル、液） |
| | エルデカルシトール | エディロール（カプセル） |
| ビタミンK製剤 | メナテトレノン | グラケー（カプセル） |
| BP製剤 | エチドロン酸二ナトリウム | ダイドロネル（錠） |
| | アレンドロン酸ナトリウム | ボナロン（錠、ゼリー、注射） |
| | リセドロン酸ナトリウム | ベネット（錠）、アクトネル（錠） |
| | ミノドロン酸水和物 | リカルボン（錠）、ボノテオ（錠） |
| | イバンドロン酸ナトリウム | ボンビバ（錠、注射） |
| | ゾレドロン酸 | リクラスト（注射） |
| パラトルモン製剤 | テリパラチド | フォルテオ（皮下注）、テリボン（皮下注） |
| モノクローナル抗体 | デノスマブ | プラリア（皮下注） |
| | ロモソズマブ | イベニティ（皮下注） |

# 骨粗しょう症治療薬の推奨グレード

| 分類 | 一般名 | 推奨グレード | | | |
|---|---|---|---|---|---|
| | | 骨密度 | 椎体骨折 | 非椎体骨折 | 大腿骨付近部骨折 |
| エストロゲン製剤 | エストラジオール | A | B | B | C |
| SERM | ラロキシフェン | A | A | B | C |
| | バゼドキシフェン | A | A | B | C |
| カルシトニン製剤 | エルカトニン | B | B | C | C |
| 活性型ビタミン$D_3$製剤 | カルシトリオール | B | B | B | C |
| | アルファカルシドール | B | B | B | C |
| | エルデカルシトール | A | A | B | C |
| ビタミンK製剤 | メナテトレノン | B | B | B | C |
| BP製剤 | エチドロン酸二ナトリウム | A | B | C | C |
| | アレンドロン酸ナトリウム | A | A | A | A |
| | リセドロン酸ナトリウム | A | A | A | A |
| | ミノドロン酸水和物 | A | A | C | C |
| | イバンドロン酸ナトリウム | A | A | B | C |
| | ゾレドロン酸 | — | — | — | — |
| パラトルモン製剤 | テリパラチド | A | A | A | C |

※ 骨密度上昇効果…A：上昇効果あり　B：上昇するとの報告あり　C：上昇するとの報告なし
骨折発生抑制効果…A：抑制する　B：抑制するとの報告あり　C：抑制するとの報告なし

## 骨粗しょう症治療薬の主な副作用と特徴

| 一般名 | 主な副作用 | 特徴 |
|---|---|---|
| エストラジオール | 性器分泌物、乳房不快感 | **閉経後骨粗しょう症**に使用 |
| ラロキシフェン<br>バゼドキシフェン | 静脈血栓塞栓症のリスク増加、浮腫 | ・エストロゲン感受性疾患の発症リスクが少ない<br>・**長期不動状態**（術後回復期、長期安静期等）に入る前に本剤の投与を中止し、完全に歩行可能になるまでは投与を再開しない |
| カルシトリオール<br>アルファカルシドール | BUN上昇、AST・ALT・LDHの上昇、嘔気 | 小腸でのリンの吸収を促進するため、**高リン血症**のある患者に投与する場合はリン酸結合剤を併用し、血清リン値を低下させる |
| エルデカルシトール | 尿中カルシウム増加、血中カルシウム増加 | |
| メナテトレノン | 胃部不快感、腹痛、下痢、悪心、口内炎、食欲不振、消化不良、便秘、発疹、掻痒、頭痛、AST・ALT・γ-GTP上昇、BUN上昇、浮腫 | ・骨粗しょう症における骨量・疼痛の改善などに使用<br>・**ワルファリン**投与例は禁忌 |
| エチドロン酸二ナトリウム<br>アレンドロン酸ナトリウム<br>リセドロン酸ナトリウム<br>ミノドロン酸水和物<br>イバンドロン酸ナトリウム<br>ゾレドロン酸 | ・顎骨壊死・顎骨骨髄炎<br>※多くが歯科処置に関連して発現している。そのため歯科受診時には注意が必要である<br>・腹部不快感や消化性潰瘍などの消化器障害 | ・食後に投与すると金属イオンとキレートを形成し吸収率が低下するため、**起床時（空腹時）**投与<br>・食道局所での副作用発現の防止のため、服用後少なくとも30分*1は横にならない<br>・アレンドロン酸ナトリウムには錠剤の他にゼリー剤*2もある<br>＊1　イバンドロン酸ナトリウムは服用後60分は横にならない<br>＊2　口やのどを刺激する可能性があり、薬をかんだり、口の中で溶かしたりしないで飲む（かんでしまった場合：ゼリーのかけらが口の中に残るのを防ぐため、水で飲んだ後、さらに水で口の中をすすぐ）。高温の場所（直射日光の当たる場所など）や低温の場所（冷蔵庫、冷凍庫など）で保管しない |
| テリパラチド | 悪心、頭痛、高尿酸血症、ALP上昇、血中クレアチニン上昇 | 骨折の危険性の高い骨粗しょう症に使用 |
| デノスマブ | 低カルシウム血症、顎骨壊死・顎骨骨髄炎 | 本剤投与開始前に血清補正カルシウム値を確認 |
| ロモソズマブ | 低カルシウム血症、顎骨壊死・顎骨骨髄炎 | 骨折の危険性の高い骨粗しょう症に使用 |

# 骨粗しょう症患者へのアプローチ



## ●骨粗しょう症とは

骨のカルシウム量の減少により、骨がスポンジのようにスカスカになり、骨折しやすい状態あるいは骨折してしまった状態を骨粗しょう症とよぶ。骨量は加齢により減るが、特に**閉経後**の女性に多く見られる。立ち上がるときに背中や腰に痛みを感じたり、背中や腰が曲がってきたら骨粗しょう症を疑う。

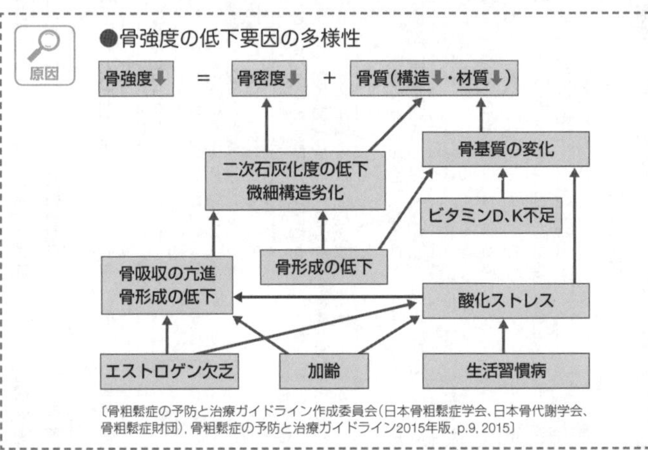


〔骨粗鬆症の予防と治療ガイドライン作成委員会（日本骨粗鬆症学会、日本骨代謝学会、骨粗鬆症財団），骨粗鬆症の予防と治療ガイドライン2015年版，p.9，2015〕

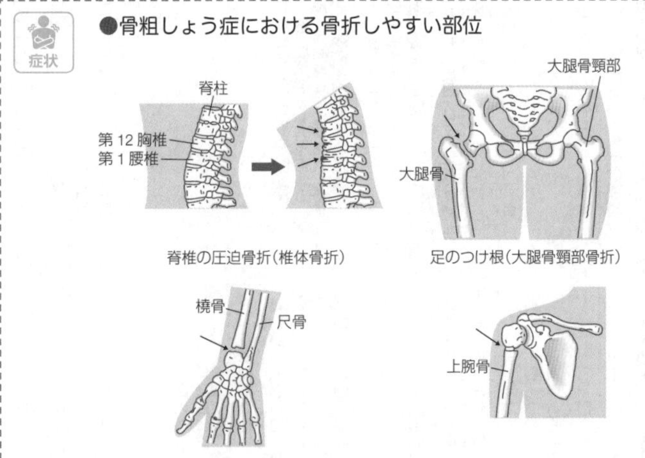


脊椎の圧迫骨折（椎体骨折）

足のつけ根（大腿骨頸部骨折）

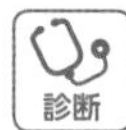

脆弱性骨折の有無と脊椎単純X 線像あるいは腰椎、大腿骨近位部などの骨密度値を指標として診断すると規定されている。

骨粗しょう症　予防と治療ガイドライン　検索

## ●骨粗しょう症の臨床像

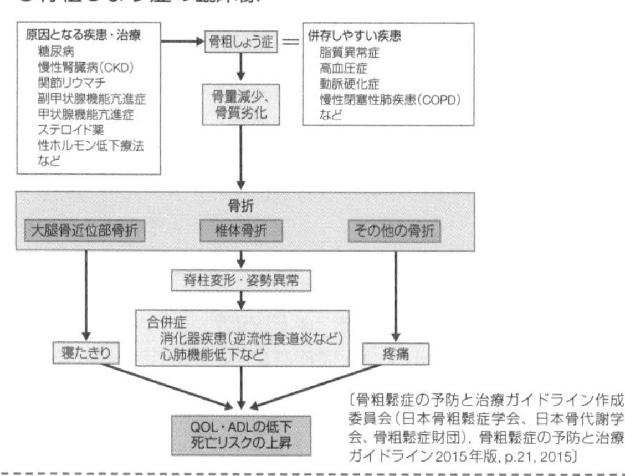


〔骨粗鬆症の予防と治療ガイドライン作成委員会(日本骨粗鬆症学会、日本骨代謝学会、骨粗鬆症財団). 骨粗鬆症の予防と治療ガイドライン2015年版, p.21, 2015〕

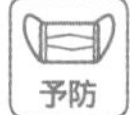

骨折しないために心がけたいこと

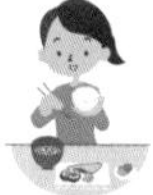

カルシウムやビタミンDを摂取

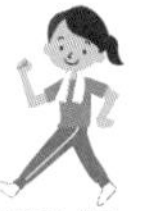

骨量と筋力の増加

日光にあたる

## ●骨粗しょう症の治療時に推奨される食品、過剰摂取を避けたほうがよい食品

| 推奨される食品 | 過剰摂取を避けた方がよい食品 |
|---|---|
| ・カルシウムを多く含む食品（牛乳・乳製品、小魚、緑黄色野菜、大豆・大豆製品）<br>・ビタミンDを多く含む食品（魚類、きのこ類）<br>・ビタミンKを多く含む食品（納豆、緑色野菜）<br>・果物と野菜<br>・タンパク質（肉、魚、卵、豆、牛乳・乳製品など） | ・リンを多く含む食品（加工食品、一部の清涼飲料水）<br>・食塩<br>・カフェインを多く含む食品（コーヒー、紅茶）<br>・アルコール |

## ●推奨摂取量

| 栄養素 | 摂取量 |
|---|---|
| カルシウム | 食品から700～800mg（サプリメント、カルシウム剤を使用する場合には注意が必要である） |
| ビタミンD | 400～800IU（10～20 μg） |
| ビタミンK | 250～300 μg |

〔骨粗鬆症の予防と治療ガイドライン作成委員会(日本骨粗鬆症学会、日本骨代謝学会、骨粗鬆症財団). 骨粗鬆症の予防と治療ガイドライン2015年版, p.79, 2015〕

**食品に含まれるカルシウム量の目安**

220mg 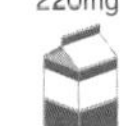 牛乳(200ml)

120mg 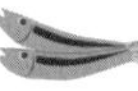 ヨーグルト(100g)

250mg 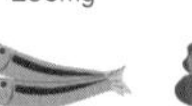 鰯の丸干し(60g)

170mg 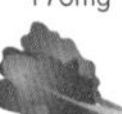 小松菜(100g)

90mg 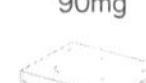 木綿豆腐(100g)

150mg  ひじき(15g)

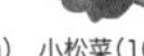

## Check list

【副作用】

〈顎骨壊死〉

BP製剤やデノスマブが処方されている際は、歯の治療の有無を確認し、歯科通院時には、歯科医に服薬を伝えるよう指導する。また、口腔内の衛生に努めるよう指導する。

〈高カルシウム血症〉

・軽度の高カルシウム血症

□ 倦怠感　□ 疲労感　□ 食欲不振

・高度の高カルシウム血症

□ 筋力低下　□ 口渇　□ 多飲　□ 多尿

□ 悪心・嘔吐

・精神症状

□ 情緒不安定　□ 傾眠　□ めまい　□ 昏睡

常に高カルシウム血症を念頭において指導する。

【併用薬】

骨粗しょう症では、転倒による骨折に注意が必要である。以下の薬物について確認する。

〈ふらつき〉

□ 降圧薬　□ 睡眠薬

〈骨密度低下〉

□ 副腎皮質ステロイド性薬

【合併疾患】

転倒しやすい以下の疾患について確認する。

□ パーキンソン病　□ 脳卒中

上記以外の疾患についても投薬時に確認する。

**【相互作用】**

相互作用を起こしやすい以下の生活習慣について確認する。

□ 喫煙状況

胃酸分泌や腸管運動を抑制し、カルシウムの吸収率を低下させる。女性の場合は、女性ホルモン（エストロゲン）の代謝に悪影響を及ぼすといわれており、骨粗しょう症の危険因子の1つであることを説明する。

**【生活習慣】**

骨密度を増やすためには、服薬だけでなく日常生活でも意識して以下の行動をとるよう指導する。

□ 食事(カルシウムの摂取)　□ 運動

□ 日光浴(1日15分以上)

**【アドヒアランス】**

BP製剤については、服用方法、服用の間隔（毎日、週1回、月1回）について、十分な指導を行う。SERMの服薬指導においては、静脈血栓塞栓症について説明し、服用中に以下の症状が現れた場合には、すぐに医師に相談するよう指導する。

□ 片方のふくらはぎが赤く腫れる

□ ふくらはぎを押すと痛む

□ 急に息苦しく感じたり、胸苦しさを感じる

□ 急に視力が低下した

□ 全身倦怠感　□ 食欲不振　□ 吐き気

**【高齢者への注意】**

活性化ビタミン$D_3$製剤は、常用量で高カルシウム血症になることは少ないものの、高齢者では脱水やNSAIDsの服用で高カルシウム血症になることがある。処方薬以外のビタミンD製剤でも高カルシウム血症は起こりうるため、サプリメントも確認する必要がある。

## ▷ よくあるQ&A

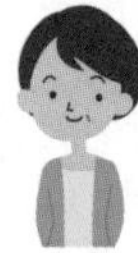

「炭酸飲料や酢を飲むと骨が溶ける」と聞きましたが本当ですか？

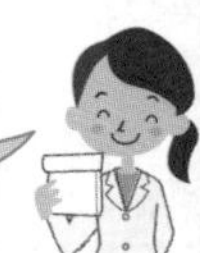

炭酸飲料が骨に直接影響を及ぼすことはありません。また、毎日酢を飲んでも、骨が溶けることはありません。酢は胃酸分泌を促進する効果があり、カルシウムの吸収に効果的に働いていると考えられます。

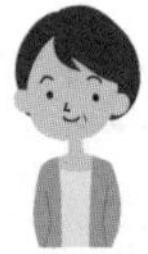

カルシウムの摂取量を増やすだけで、骨は強くなりますか？

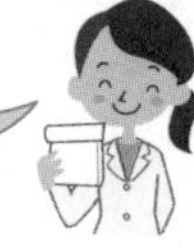

骨粗しょう症の予防には、カルシウムの他に、タンパク質、ビタミンD、ビタミンK、ビタミン$B_6$、ビタミン$B_{12}$、葉酸などもあわせて摂取することが大切です。また、運動、日光浴も必要です。

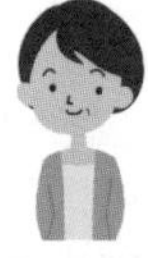

骨量は、減ってしまうと増やせないのですか？

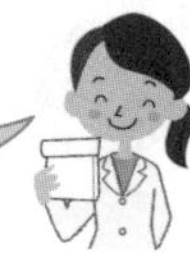

18歳頃の骨量は40歳前半頃までは維持されますが、その後、徐々に減少していきます。20～40歳になっても、十分な量のカルシウムを摂取し、体を動かす習慣があれば、骨量の維持や増加はある程度期待できますが、増加率は数％です。

機序

指導

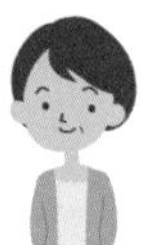

どのくらいの期間、薬を服用すると骨粗しょう症が改善しますか？

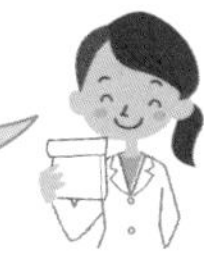

骨粗しょう症治療薬は1～2週間程度の短期間で効果が現れるものではありません。半年から1年ごとに骨のカルシウム量やレントゲン写真を調べてもらいながら、服薬を続けることが大切です。

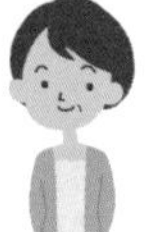

骨のためにできることはありますか？

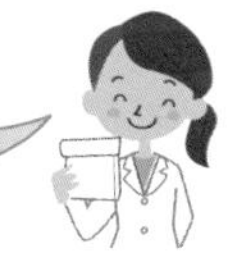

骨密度は1～4歳と12～17歳の時期に最も増加し、18歳頃にピークに達します。この時期までに骨量を増やしておかないと、その人の最大骨量は低くなりますので、骨量は若いうちに蓄えておきたいものです。少なくとも18歳以前に強度のある運動を行うことが、骨粗しょう症の発症予防に最も効果的であるといわれています。

## 》作用機序

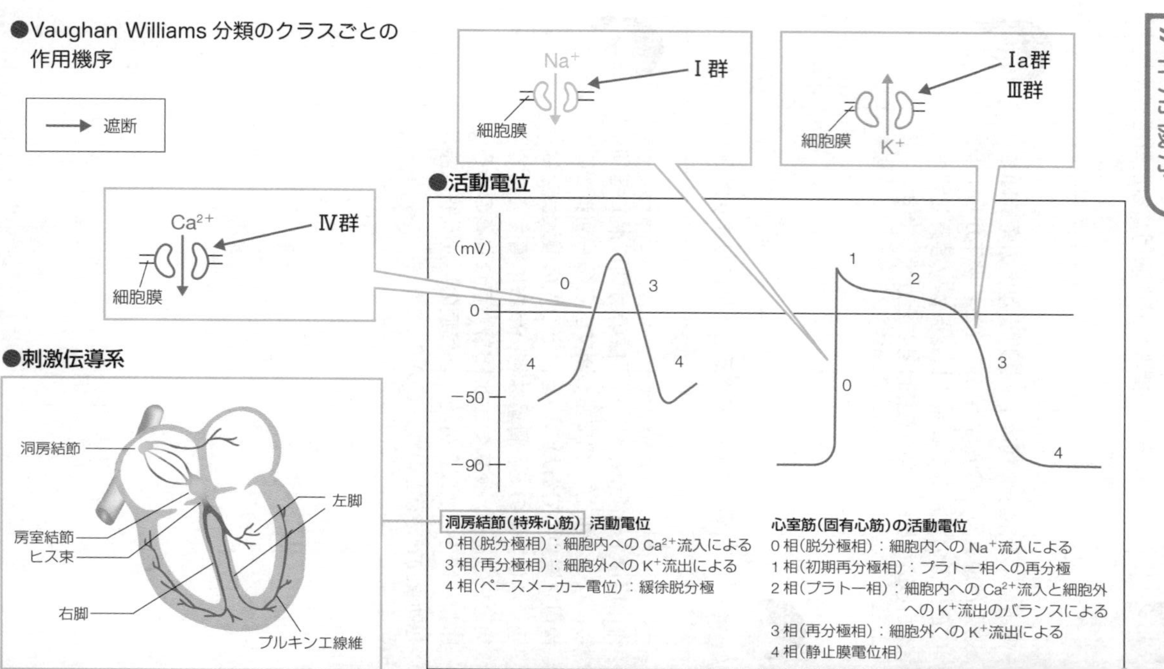

●Vaughan Williams 分類のクラスごとの作用機序
遮断
Na⁺
Ⅰ群
細胞膜
Ⅰa群
Ⅲ群
細胞膜
K⁺
Ca²⁺
Ⅳ群
細胞膜
●活動電位
(mV)
0
−50
−90
0
3
4
4
1
2
0
3
4
●刺激伝導系
洞房結節
房室結節
ヒス束
右脚
左脚
プルキンエ線維
洞房結節(特殊心筋) 活動電位
0 相(脱分極相):細胞内への Ca²⁺流入による
3 相(再分極相):細胞外への K⁺流出による
4 相(ペースメーカー電位):緩徐脱分極
心室筋(固有心筋)の活動電位
0 相(脱分極相):細胞内への Na⁺流入による
1 相(初期再分極相):プラトー相への再分極
2 相(プラトー相):細胞内への Ca²⁺流入と細胞外への K⁺流出のバランスによる
3 相(再分極相):細胞外への K⁺流出による
4 相(静止膜電位相)

# 不整脈治療薬の分類

| 薬物 | Vaughan Williams 分類 | | Sicilian Gambit 分類 | | | | | | | | | | | | 心電図所見 | | | 主な適応 |
|---|---|---|---|---|---|---|---|---|---|---|---|---|---|---|---|---|---|---|
| | クラス | 作用・性質 | イオンチャネル | | | | | 受容体*2 | | | ポンプ | 臨床効果 | | | | | | |
| | | | $Na^{+}$*1 | | | $Ca^{2+}$ | $K^{+}$ | | | | | | | | | | | |
| | | | 速い | 中間 | 遅い | | | α | β | $M_2$ | $Na^{+},K^{+}$-ATPase | 左室機能 | 洞性調律 | 心外性副作用 | PR | QRS | JT*3 | |
| キニジン | Ⅰ a | 活動電位持続時間延長 | | ●A | | | ○ | △ | | △ | | → | ↑ | ○ | ↑↓ | ↑ | ↑ | 頻脈性不整脈(上室性、心室性)<br>※ピルメノールは心室性のみ |
| ジソピラミド | Ⅰ a | | | | ●A | | ○ | | | △ | | ↓ | → | ○ | ↑↓ | ↑ | ↑ | |
| プロカインアミド | Ⅰ a | | | ●A | | | ○ | | | | | ↓ | → | ● | ↑ | ↑ | ↑ | |
| シベンゾリン | Ⅰ a | | | | ●A | △ | ○ | | | △ | | ↓ | → | △ | ↑ | ↑ | → | |
| ピルメノール | Ⅰ a | | | | ●A | | ○ | | | △ | | ↓ | ↑ | △ | ↑ | ↑ | ↑→ | |
| リドカイン | Ⅰ b | 活動電位持続時間短縮 | △ | | | | | | | | | → | → | ○ | | | ↓ | 頻脈性不整脈(心室性)<br>※アプリンジンは上室性にも有効 |
| メキシレチン | Ⅰ b | | △ | | | | | | | | | → | → | ○ | | | ↓ | |
| アプリンジン | Ⅰ b | | | ●I | | △ | △ | | | | | → | → | ○ | ↑ | ↑ | → | |
| プロパフェノン | Ⅰ c | 活動電位持続時間不変 | | ●A | | | | | ○ | | | ↓ | ↓ | △ | ↑ | ↑ | | 頻脈性不整脈<br>(上室性、心室性) |
| ピルシカイニド | Ⅰ c | | | | ●A | | | | | | | ↓ | → | △ | ↑ | ↑ | | |
| フレカイニド | Ⅰ c | | | | ●A | | △ | | | | | ↓ | → | △ | ↑ | ↑ | | |
| プロプラノロール | Ⅱ | アドレナリンβ受容体遮断 | △ | | | | | | ● | | | ↓ | ↓ | △ | ↑ | | | 頻脈性不整脈<br>(上室性、心室性) |
| ナドロール | Ⅱ | | | | | | | | ● | | | ↓ | ↓ | △ | ↑ | | | |
| アミオダロン | Ⅲ | $K^{+}$チャネル遮断<br>不応期延長 | △ | | | △ | ● | ○ | ○ | | | → | ↓ | ● | ↑ | | ↑ | ・心室頻脈(VT)<br>・心室細動(VF) |
| ソタロール | Ⅲ | | | | | | ● | | ● | | | ↓ | ↓ | △ | ↑ | | ↑ | |
| ニフェカラント | Ⅲ | | | | | | ● | | | | | → | → | △ | | | ↑ | |
| ベラパミル | Ⅳ | $Ca^{2+}$チャネル遮断 | △ | | | ● | | ○ | | | | ↓ | ↓ | △ | ↑ | | | 頻脈性不整脈(上室性)<br>※Ca拮抗薬の一部は心室性にも有効 |
| ジルチアゼム | Ⅳ | | | | | ○ | | | | | | ↓ | ↓ | △ | ↑ | | | |
| ベプリジル | Ⅳ | | △ | | | ● | ○ | | | | | → | ↓ | △ | | | ↑ | |
| ジゴキシン | その他 | | | | | | | | | ◆ | ● | ↑ | ↓ | ● | ↑ | | ↓ | |
| アトロピン | その他 | | | | | | | | | ● | | → | ↑ | ○ | ↓ | | | |

＊1　$Na^{+}$チャネル遮断作用
①$Na^{+}$チャネルとの結合・解離の程度：解離時定数より[速い、中間、遅い]の3つに分類
②$Na^{+}$チャネル遮断作用の相対強度：[●：強、○：中間、△：弱]の3つに分類
③薬物が結合する$Na^{+}$チャネルの状態：[A：活性化状態のチャネルに結合(活性化チャネル遮断薬)、I：不活性化状態のチャネルに結合(不活性化チャネル遮断薬)]

＊2　受容体遮断作用の相対強度：[●：強、○：中間、△：弱]の3つの分類。ただし、◆は作動物質(ジゴキシンには房室結節の迷走神経刺激作用があるので、$M_2$作動薬として表示)

＊3　JT(JT時間)：S波の終わりからT波の終わりまでの時間

## ▷ 分類と商品名（剤形）

### ● I群（Na⁺チャネル遮断薬）

| 一般名 | 商品名（剤形） |
|---|---|
| キニジン | キニジン硫酸塩（錠、原末） |
| プロカインアミド | アミサリン（錠、注射） |
| ジソピラミド | リスモダン（錠、カプセル、注射） |
| シベンゾリン | シベノール（錠、注射） |
| ピルメノール | ピメノール（カプセル） |
| リドカイン | キシロカイン（注射） |
| メキシレチン | メキシチール（カプセル、注射） |
| アプリンジン | アスペノン（カプセル） |
| プロパフェノン | プロノン（錠） |
| ピルシカイニド | サンリズム（カプセル、注射） |
| フレカイニド | タンボコール（錠、細粒、注射） |

### ● II群（β受容体遮断薬）

| 一般名 | 商品名（剤形） |
|---|---|
| プロプラノロール | インデラル（錠、注射） |
| ピンドロール | カルビスケン（錠） |
| カルテオロール | ミケラン（錠、細粒） |
| ナドロール | ナディック（錠） |
| カルベジロール | アーチスト（錠） |
| アテノロール | テノーミン（錠） |
| メトプロロール | セロケン（錠）、ロプレノール（錠） |
| ビソプロロール | メインテート（錠）、ビソノテープ（錠） |
| ランジオロール | オノアクト（注射） |

機序
指導

### ●Ⅲ群（$K^+$チャネル遮断薬）

| 一般名 | 商品名（剤形） |
|---|---|
| アミオダロン | アンカロン（錠、注射） |
| ソタロール | ソタコール（錠） |
| ニフェカラント | シンビット（注射） |

### ●Ⅳ群（$Ca^{2+}$チャネル遮断薬）

| 一般名 | 商品名（剤形） |
|---|---|
| ベラパミル | ワソラン（錠、注射） |
| ジルチアゼム | ヘルベッサー（注射） |
| ベプリジル | ベプリコール（錠） |

### ●ジギタリス製剤

| 一般名 | 商品名（剤形） |
|---|---|
| ジゴキシン | ジゴシン（錠、散、エリキシル、注射） |
| メチルジゴキシン | ラニラピッド（錠） |
| デスラノシド | ジギラノゲン（注射） |

# 不整脈患者へのアプローチ

## ●不整脈とは

心臓の拍動のリズムが乱れる状態を不整脈という。正常な脈は洞房結節で自然に電気が起こり、心房に電気が広がる。ここで心房は収縮する。房室結節に伝わった電気は左脚と右脚に分かれて流れて心室全体に広がる。ここで心室が収縮し、全身に血液が送られる。この一連の電気の流れ（刺激伝導）に不具合が生じる状態が不整脈である。

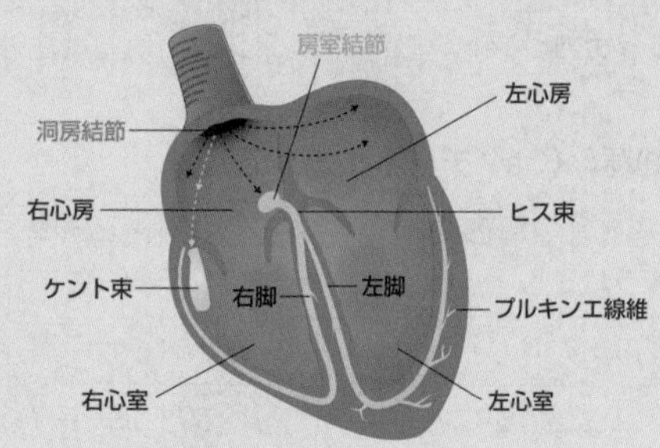

原因

年齢に伴うものや体質的なもののように、心臓病には関係しないものが多いが、心筋の一部が原因となる場合もある。

症状

動悸、胸痛、息切れ、めまい、失神などの症状が出ることがある。また、自覚症状がなくても、健康診断などの心電図検査を受けたときに、異常が見つかることもある。

分類

治療

### ●不整脈の種類と治療

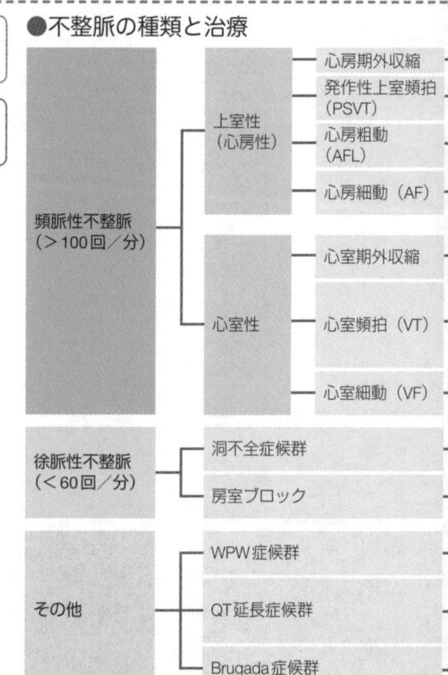

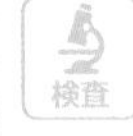

●正常な心電図

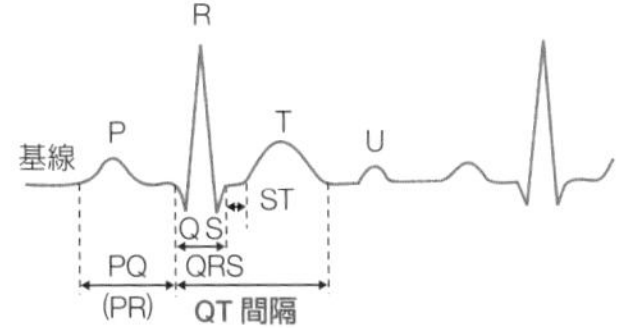


●心電図の基本波形

| 波形 | 意義 | 正常値 | 異常をきたす病態 |
|---|---|---|---|
| P 波 | **心房興奮** | ≦ 0.25 mV | **心房細動で P 波消失** |
| PQ 間隔 | 房室伝導時間 | 0.12〜0.20 秒 (3〜5 mm) | 0.20 秒以上でⅠ度房室ブロック |
| QRS 幅 | **心室興奮**の波形 | QRS 幅≦ 0.10 秒 Q 波の幅＜1 mm | 脚ブロックやδ波を認める WPW 症候群で開大(wide QRS)、心室肥大で増高 |
| ST | 心室興奮（脱分極）の持続 | 1 mm 以上の上昇・低下 | **心筋虚血**、心筋症、心外膜炎、不整脈、薬物(ジギタリス) |
| QT 間隔 | **心室興奮時間** | QTc で評価（男性≦ 0.42 秒、女性≦ 0.44 秒） | 延長(QTc＞0.45)：心筋梗塞、左室肥大、**QT 延長症候群** |
| T 波 | **心室再分極時間** | R 波の 1/10〜1/2 | 虚血性心疾患、**高 $K^+$ 血症で増高**、**低 $K^+$ 血症などで平低化** |
| U 波 | 不明 | 通常 T 波の 1/2 以下 | 低 $K^+$ 血症で増高、心筋虚血で陰性 U 波 |

治療の必要はない

・血行動態が安定：迷走神経刺激法、ATP急速静注、薬物治療
・血行動態が不安定：電気的除細動

・急性期：電気的除細動
・予防的治療：カテーテルアブレーションが第一選択

・加齢とともに増加。初発AFを持続期間により分類し、治療法を検討
・左心房内で形成された血栓により脳梗塞等の合併症リスクがあるため、抗凝固療法を検討

・自覚症状が軽微：経過観察
・自覚症状が強い：薬物治療

〈発作時の治療〉持続時間が30秒以上のVT
血行動態安定：薬物治療、血行動態不安定：電気的除細動（無効であれば薬物治療）
〈予防的治療〉器質的心疾患を認めないVT：カテーテルアブレーション、器質的心疾患のあるVT：植込み型除細動器

・心停止に至る重篤な不整脈
・迅速に、心肺蘇生術と電気的除細動を行う

・洞房結節の異常
・Ⅰ〜Ⅲ型に分類。症状なし：経過観察、症状あり：可逆的な原因を除去。ペースメーカーの植込みが第一選択

・心房から心室への伝導障害
・1〜3度に分類。症状なし：経過観察、症状あり：可逆的な原因を除去。ペースメーカーの植込みが第一選択

・心房と心室の間に副伝導路（Kent束）がある
・頻拍発作なし：経過観察、頻拍発作あり：PSVTとAFの治療に準じる

・心電図上のQT間隔が延長。多形性VTが生じ、VFに移行した場合には心停止に至る
・先天性：遺伝性（薬物治療は急性期と予防的治療に分類）、二次性：後天性（薬剤や徐脈等の原因を除去）

・青壮年のアジア人男性に多く、失神・突然死の家族歴を有する。夜間や安静時、就寝中、夕食や飲酒後にVFや失神等の発作を起こす。突然死予防には植込み型除細動器が唯一の治療法

## Check list

**【副作用】**

**〈薬剤性QT延長症候群〉**

薬の副作用で**不整脈（QT延長）**を起こすことがある。QT延長が起こると、TdP（トルサード・ド・ポワント）とよばれる致死的な不整脈につながる場合があるため注意が必要である。

●QT延長症候群の原因となる薬物

| 分類 | 代表例 |
|---|---|
| 不整脈治療薬 | $Na^+$チャネル遮断薬（ジソピラミド、プロカインアミド、キニジン、シベンゾリン、プロパフェノン、フレカイニド等）<br>$K^+$チャネル遮断薬（アミオダロン、ソタロール、ニフェカラント） |
| 抗生物質 | エリスロマイシン、クラリスロマイシン、ST合剤等 |
| 抗真菌薬 | イトラコナゾール、ケトコナゾール |
| 精神病治療薬 | ハロペリドール、クロルプロマジン、炭酸リチウム等 |
| 三環系抗うつ薬 | イミプラミン、アミトリプチリン等 |
| 抗悪性腫瘍薬 | ドキソルビシン等 |
| 脂質異常症治療薬 | プロブコール等 |

**【併用薬】** LINK→p.86

**〈ジギタリス製剤〉**

**腎機能低下患者**などではジギタリス中毒が起こりやすくなる。ジギタリス製剤の副作用のチェックなどを行う。

**〈抗血栓薬〉**

塞栓症の合併を防ぐため、不整脈治療薬に抗凝固療法を併せて、又は抗凝固療法単独で治療する。

【禁忌疾患】

不整脈治療薬には、多くの禁忌疾患があるため、以下の疾患について確認する。

- □ うっ血性心不全
- □ 気管支喘息
- □ 閉塞隅角緑内障
- □ 排尿障害（前立腺肥大）

これらの疾患がある場合、疑義照会し、処方薬を再検討する。

## よくある Q&A

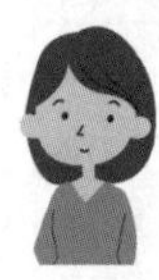

動悸が治まったら薬を飲むのをやめてもよいですか？

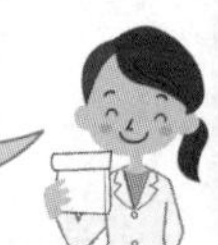

医師から「症状があるときだけ服用してください」と言われている場合には、やめていただいて大丈夫です。そのような指示がない場合には、必ず服用を続けてください。
不整脈があっても、動悸や胸の痛みなどの症状がない（無症候性）場合が多くあります。薬をやめてしまうと、不整脈から血栓症や心不全、脳虚血症などの症状につながる場合があります。

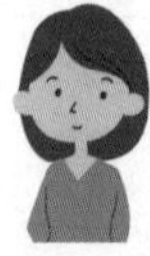

不整脈だと言われたのに、血液をサラサラにする薬を飲むのですか？

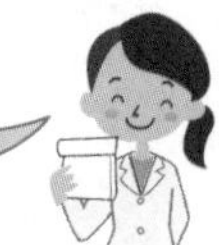

心房細動や心房粗動という種類の不整脈の場合、心臓で血の塊（血栓）ができやすくなり、脳梗塞などの塞栓症を引き起こすことがあります。この血栓を予防するのが、血液をサラサラにする抗凝固薬とよばれる薬です。不整脈の治療とあわせて、血栓のコントロールは大変重要ですので、服用を続けてください。

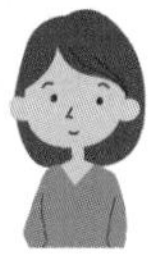

どのような副作用がありますか？

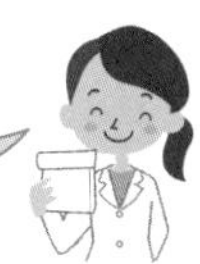

不整脈治療薬は、種類によって副作用もさまざまです。その中でも、不整脈治療薬によって脈が速くなりすぎたり、遅くなりすぎたり、別の不整脈を招く副作用が心配されます。動悸や胸元の違和感、息苦しさ、脈や血圧の変化など、体調の変化があれば、すぐに医師に相談してください。その他にも、めまい、ふらつき、冷や汗、息切れ、むくみ、尿が出にくくなる、食欲低下、頭痛、目が見えにくくなる、喘息などの症状があった場合には、速やかに医師に相談してください。

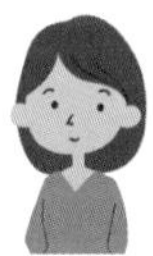

飲合せの悪い薬はありますか？

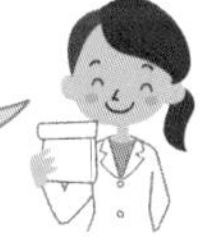

不整脈治療薬同士、又は他の薬との相互作用により、薬の効果が強く出たり、弱くなることがあります。他に治療している病気の確認とあわせて、飲合せの確認などを行いますので、お薬手帳をご活用ください。他の医療機関を受診する際は、必ず不整脈治療薬を服用していることを伝えてください。

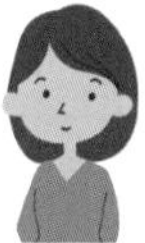

貼り薬は、貼ったままお風呂に入ってもよいですか？

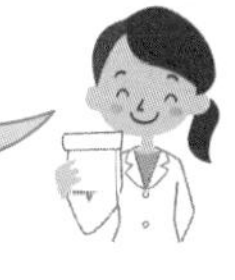

ビソプロロールテープは、貼付したまま入浴可能です。剥がれてきてしまう場合には、絆創膏などで固定してください。入浴後に貼り替える際は、汗や水分をよく拭き取ってから、貼付してください。

## 》作用機序

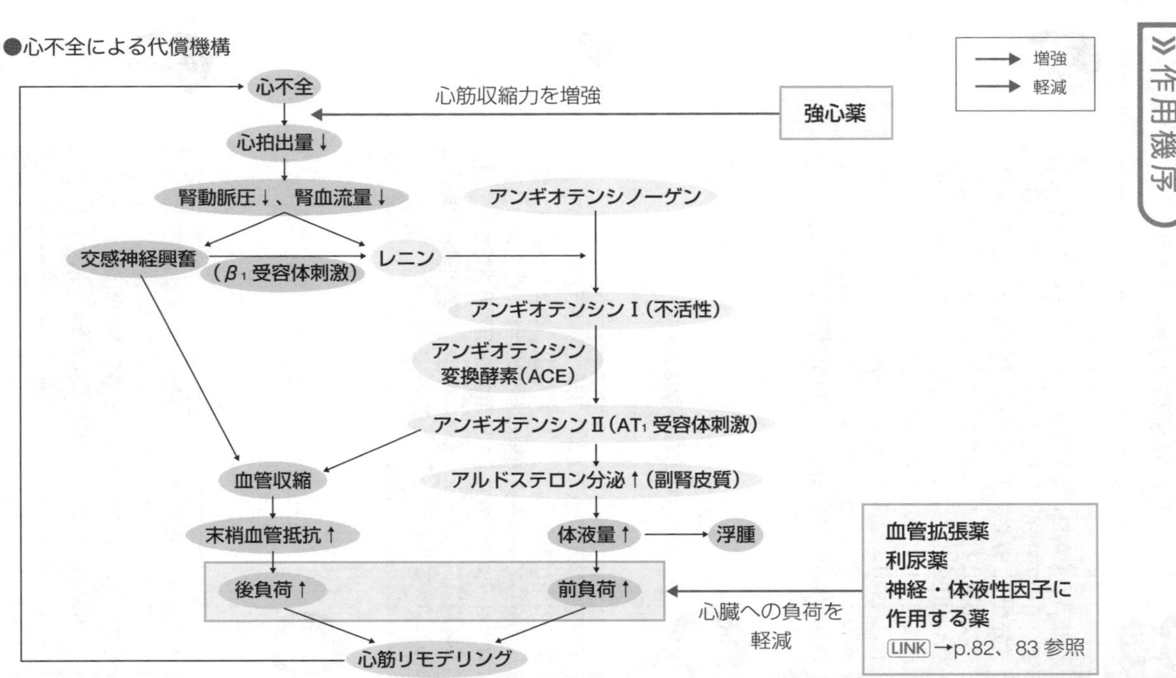


●心不全による代償機構

## 強心薬

●心不全治療薬の作用機序

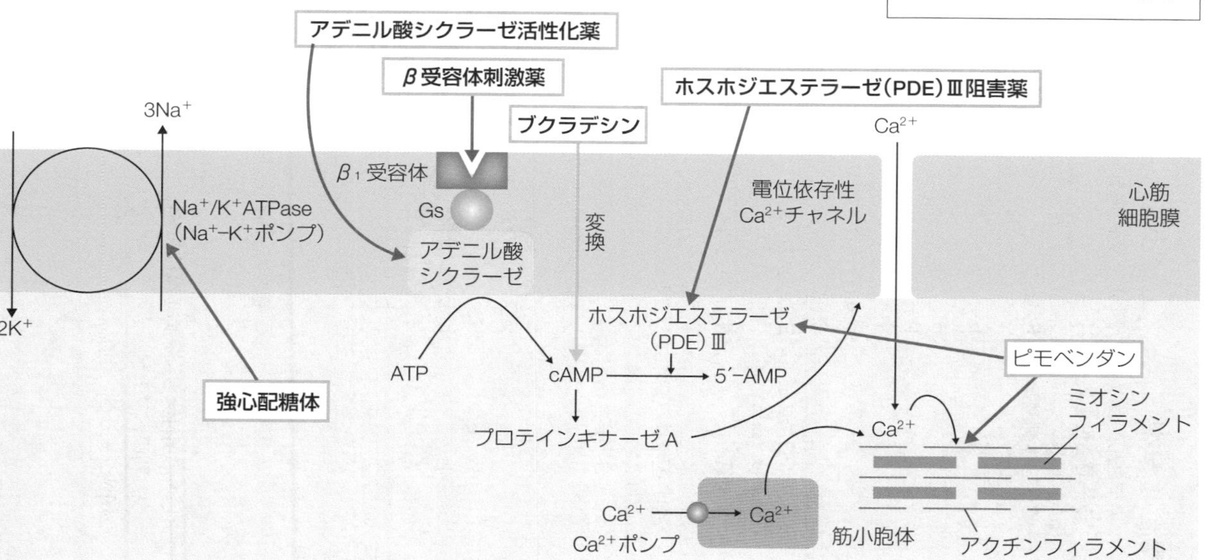

## 分類と商品名（剤形）

| 分類 | 小分類 | 薬剤名 | 商品名（剤形） |
|---|---|---|---|
| 強心薬 | アデニル酸シクラーゼ活性化薬 | コルホルシンダロパート | アデール（注射） |
| | β受容体刺激薬 | ドパミン | イノバン（注射） |
| | | ドブタミン | ドブトレックス（注射） |
| | | ドカルパミン | タナドーパ（顆粒） |
| | | デノパミン | カルグート（錠、細粒） |
| | ホスホジエステラーゼ（PDE）Ⅲ阻害薬 | ミルリノン | ミルリーラ（注射） |
| | | オルプリノン | コアテック（注射） |
| | 強心配糖体（ジギタリス） | ジゴキシン | ジゴシン（錠、散、エリキシル、注射） |
| | | メチルジゴキシン | ラニラピッド（錠） |
| | | デスラノシド | ジギラノゲン（注射） |
| | その他 | ピモベンダン | ピモベンダン（錠） |
| 血管拡張薬 | 硝酸薬 | ニトログリセリン | ミリスロール（注射）、バソレーター（注射、テープ） |
| | | 硝酸イソソルビド | ニトロール（錠、カプセル、スプレー、注射） |
| | ヒト心房性ナトリウム利尿ペプチド（ANP） | カルペリチド | ハンプ（注射） |

| 分類 | 小分類 | 薬剤名 | 商品名（剤形） |
|---|---|---|---|
| 利尿薬 | チアジド系利尿薬 | ヒドロクロロチアジド | ヒドロクロロチアジド（錠、OD錠）<br>※単剤は後発品のみ |
| | | トリクロルメチアジド | フルイトラン（錠） |
| | ループ利尿薬 | フロセミド | ラシックス（錠、注射） |
| | | アゾセミド | ダイアート（錠） |
| | | トラセミド | ルプラック（錠） |
| | カリウム保持性利尿薬 | スピロノラクトン | アルダクトン（錠、細粒） |
| | | エプレレノン | セララ（錠） |
| | $V_2$受容体拮抗薬 | トルバプタン | サムスカ（錠、OD錠、顆粒） |
| 神経・体液性因子に作用する薬 | ACE阻害薬 | エナラプリル | レニベース（錠） |
| | | リシノプリル | ゼストリル（錠）、ロンゲス（錠） |
| | ARB | カンデサルタン | ブロプレス（錠） |
| | β受容体遮断薬 | カルベジロール | アーチスト（錠） |
| | | ビソプロロール | メインテート（錠） |
| | 過分極活性化環状ヌクレオチド依存性（HCN）チャネル阻害薬 | イバブラジン | コララン（錠） |
| | ネプリライシン阻害薬/ARB | サクビトリルバルサルタン | エンレスト（錠） |

# 心不全患者へのアプローチ

## ●心不全とは

**心不全とは、心臓の機能が低下し、息切れやむくみが起こり、徐々に悪くなり、生命を縮める病気である。**

心臓が悪くなる原因として以下のような病気がある。

- **高血圧症**（血圧が高くなる病気）LINK →p.103
- **心筋症**（心臓の筋肉自体の病気）
- **心筋梗塞**（心臓を養っている血管の病気）LINK →p.94
- **弁膜症**（心臓の中の血流を調整する弁が狭くなる、又は閉まらなくなる病気）
- **不整脈**（脈が乱れる病気）LINK →p.74

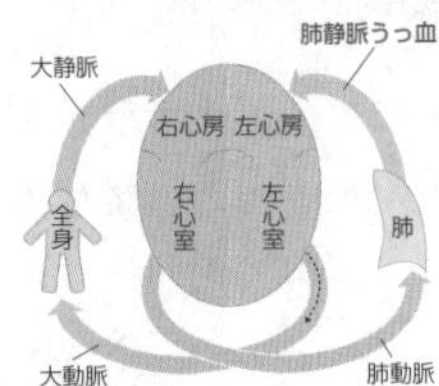


**左心不全**
**左心室**の機能低下
→心拍出量低下、肺静脈うっ血
**〈自覚症状〉**呼吸困難、息切れ、頻呼吸、起坐呼吸

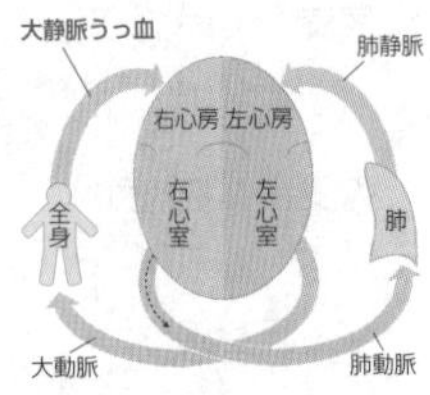


**右心不全**
**右心室**の機能低下
→心拍出量低下、大静脈うっ血
**〈自覚症状〉**右季肋部痛、食欲不振、腹満感、心窩部不快感

| 分類 | 特徴 |
|---|---|
| 急性心不全<br>（Forrester 分類）<br>（Nohria-Stevenson 分類） | 心臓に器質的、機能的異常が生じ、急速に心ポンプ機能が低下して心室拡張末期圧の上昇や主要臓器への灌流不全をきたし、それに基づく症状や徴候が急性に出現、あるいは悪化した病態 |
| 慢性心不全<br>（NYHA 分類） | 慢性の心筋障害により心臓のポンプ機能が低下し、末梢主要臓器の酸素需要量に見合うだけの血液量を絶対的に、また相対的に拍出できない状態であり、肺、体静脈系、又は両系にうっ血をきたし、日常生活に障害を生じた病態 |

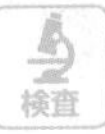


| 検査 | 特徴 |
|---|---|
| 心エコー | ・左室収縮機能の指標として重要である<br>・左室駆出率（LVEF）は40%未満を示すことが多い |
| 脳性ナトリウム利尿ペプチド（BNP） | ・基準値は18.4pg/mL以下で、心室筋から分泌され、左室拡張末期圧を反映する<br>・負荷の増大により、BNPやヒト心房性ナトリウム利尿ペプチド（ANP）の分泌が亢進する<br>・病態の診断、重症度評価のみならず、治療効果の判定、予後予測に有用である |

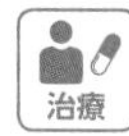


## ●心不全の臨床経過のイメージ

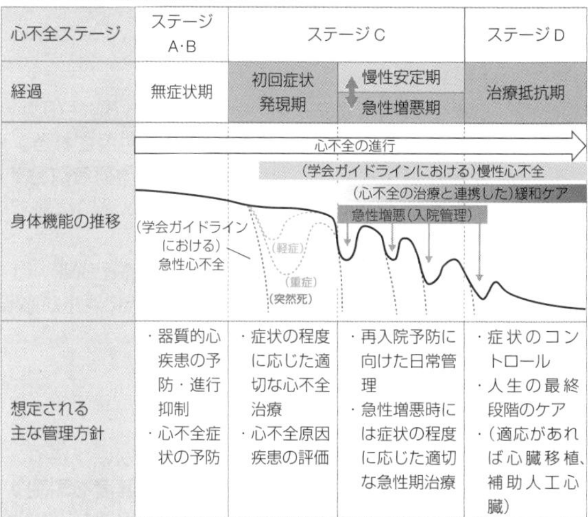

| 心不全ステージ | ステージA・B | ステージC | | ステージD |
|---|---|---|---|---|
| 経過 | 無症状期 | 初回症状発現期 | 慢性安定期 ⇕ 急性増悪期 | 治療抵抗期 |
| 身体機能の推移 | | | | |
| 想定される主な管理方針 | ・器質的心疾患の予防・進行抑制<br>・心不全症状の予防 | ・症状の程度に応じた適切な心不全治療<br>・心不全原因疾患の評価 | ・再入院予防に向けた日常管理<br>・急性増悪時には症状の程度に応じた適切な急性期治療 | ・症状のコントロール<br>・人生の最終段階のケア<br>・(適応があれば心臓移植、補助人工心臓) |



(厚生労働省 脳卒中、心臓病その他の循環器病に係る診療提供体制の在り方に関する検討会：脳卒中、心臓病その他の循環器病に係る診療提供体制の在り方について，p.31，2017．より一部改変)

## ●心不全治療アルゴリズム

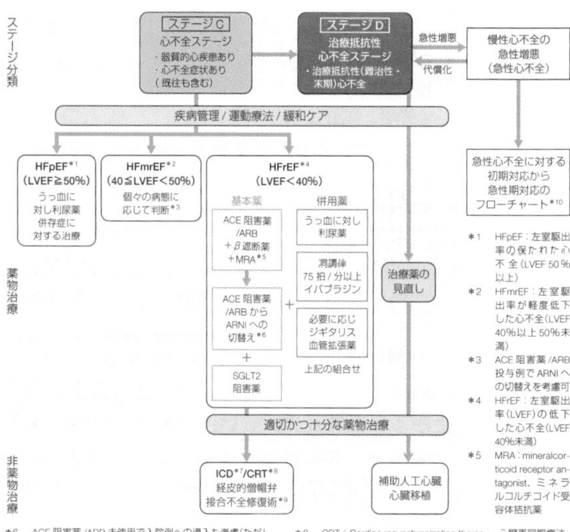


*1 HFpEF：左室駆出率の保たれた心不全(LVEF 50%以上)
*2 HFmrEF：左室駆出率が軽度低下した心不全(LVEF 40%以上50%未満)
*3 ACE阻害薬/ARB投与例でARNIへの切替えを考慮可
*4 HFrEF：左室駆出率(LVEF)の低下した心不全(LVEF 40%未満)
*5 MRA：mineralcorticoid receptor antagonist、ミネラルコルチコイド受容体拮抗薬
*6 ACE阻害薬/ARB未使用で入院例への導入も考慮(ただし、保険適用外)
*7 ICD：Implantable cardioverter defibrillator、植込み型除細動器
*8 CRT：Cardiac resynchronization therapy、心臓再同期療法
*9 機能性、重症僧帽弁逆流、EF≧20%
*10 日本循環器学会，日本心不全学会．急性・慢性心不全診療ガイドライン(2017年改訂版)．p.79 図11 参照

〔日本循環器学会/日本心不全学会合同ガイドライン：2021年 JCS/JHFS ガイドライン フォーカスアップデート版 急性・慢性心不全診療．p.13．https://www.j-circ.or.jp/cms/wp-content/uploads/2021/03/JCS2021_Tsutsui.pdf．(2022年12月閲覧)〕

## ▷ Check list

機序
指導

【検査値】

心不全のバイオマーカーとしてBNP〔脳性(B型)ナトリウム利尿ペプチド〕やNT-proBNPが利用される。BNPには血管拡張作用や利尿作用があり、心負荷を改善する生理作用を有している。そのため、心負荷が高い状態ではBNPが高値を示す。

サクビトリルバルサルタンを服用するとBNPが上昇するため、心不全の指標としては使いにくい点に注意が必要である。

【副作用】

ジギタリス製剤は、治療に対する有効域が狭く、中毒域と有効域が接近しているため、血液中濃度を測定することが重要である。また、体調の変化や併用薬などによっても副作用が現れやすくなるため、ジギタリス中毒の可能性がある以下の症状の有無について確認する。

☐ 消化器症状　☐ 視覚症状　☐ 精神神経系症状

☐ 不整脈

また、ジギタリスと類似の作用を現す生薬成分（センソなど）を含むOTC医薬品が販売されているため、注意するよう指導する。

【生活習慣】

**塩分**や**水分**の摂取量の制限について医師から指示がある場合は、必ず守るよう指導する。また**禁煙**も重要である。患者の状態によっては、**飲酒**も控えるよう指示される場合がある。

適度な**運動**は心不全の状態をよくすると考えられているが、急性増悪後しばらくの間は、激しい運動や坂道・階段を上がるなど負荷の大きい日常動作は心臓に大きな負担がかかるため、どの程度の運動が望ましいのか、医師の指示をよく確認してから患者に指導する。

【アドヒアランス】
慢性心不全の治療は、**急性増悪**を含む心不全の症状を緩和・軽減し、心不全の進行・急性増悪の再発を抑え、症状をコントロールすることを目的としている。心不全は、急性増悪を繰り返すたびに状態が悪化することが知られている。**急性増悪**を防ぎ、患者のQOLを維持・向上させるため、服薬の意義についてしっかり指導する。

【心不全治療薬のエビデンス】
心不全の病態として、左室駆出率（LVEF）が低下（<40%）したHFrEFと、LVEFが保たれた（>50%）HFpEFに分類される（LINK →p.85参照）。ほとんどの心不全治療薬がエビデンスを有するのはHFrEFに対してのみで、HFpEFに対してエビデンスのある薬剤はない（2022年12月現在）。
そのため、心不全患者のLVEFについて把握した上で、アセスメントすることが重要である。

機序

指導

## よくある Q&A

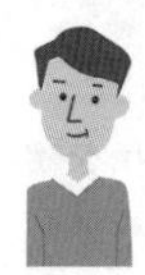

糖尿病の薬が心不全によいと聞きましたが本当ですか？

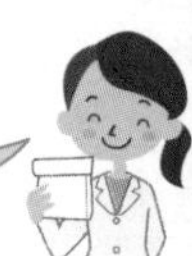

糖尿病治療薬のうち、SGLT2阻害薬という種類の薬が心不全に効果があります。今後、心不全の治療に使われるようになるでしょう。一方で、ピオグリタゾンでは、心不全が悪化する可能性があるため、心不全の方に使用しないよう決められています。いずれにしても、自己判断で服用したり、服用をやめたりしないでください。

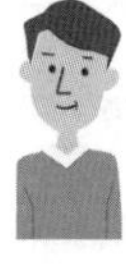

むくみや体重増加、息切れがするのですが副作用ですか？

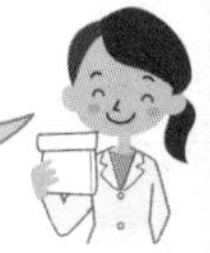

急激な体重増加、むくみ、息切れ、めまい、立ちくらみなどは、心不全の悪化を示す症状です。副作用の可能性も含め、早めに受診してください。

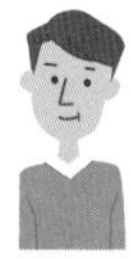

薬はいつまで飲まなければならないのですか？

慢性心不全の治療は、心不全の症状を緩和・軽減し、心不全の進行・急性増悪の再発を抑えることが目的です。症状が軽くなったからといって、自己判断で薬を減らしたり、中断すると、急激な症状の悪化につながる危険性があります。症状の変化について医師とよく相談の上、治療を継続してください。

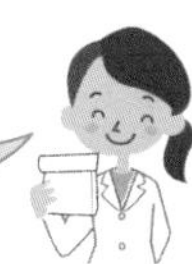



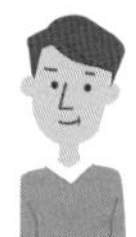

トルバプタンを飲み始めたら、喉が渇くようになりました。
これまでは、水分を控えるように言われていたのですが、トルバプタンを飲んでいる間は水を飲んでも構いませんか？

一般的に心不全では、水分のとりすぎは、体内の水分量を増やし、心臓に負担がかかり、むくみの原因になるため、摂取する水分量が制限されることがあります。一方で、トルバプタンは、心不全により体にたまった余分な水分を取り除き、むくみなどの症状を改善してくれる薬です。トルバプタンを飲むと尿量が増えるため、喉がよく渇くことがあります。その場合には、しっかりと水分を補給することが重要です。ただし、水を飲んでも喉の渇きが治まらないときや、体重が目標以上に減ってしまった場合などには、すぐに医師に相談してください。

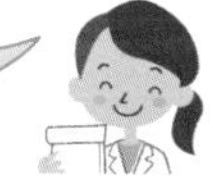

# 10 虚血性心疾患治療薬

## 》作用機序



●心筋の酸素バランスと狭心症治療薬

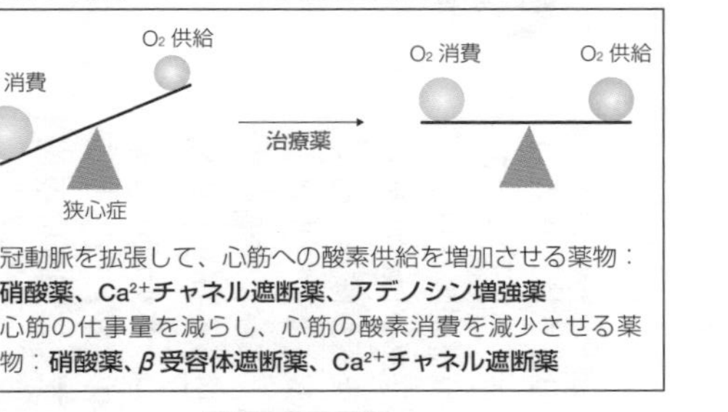


・冠動脈を拡張して、心筋への酸素供給を増加させる薬物：**硝酸薬、$Ca^{2+}$チャネル遮断薬、アデノシン増強薬**

・心筋の仕事量を減らし、心筋の酸素消費を減少させる薬物：**硝酸薬、β受容体遮断薬、$Ca^{2+}$チャネル遮断薬**

**アデノシン増強薬**
↓ 血中アデノシン濃度上昇
アデノシン
↓
アデノシン $A_2$ 受容体
↓
冠血管拡張
→$O_2$ 供給量増加

●硝酸薬及び cGMP 濃度増加作用を示す薬物の作用機序

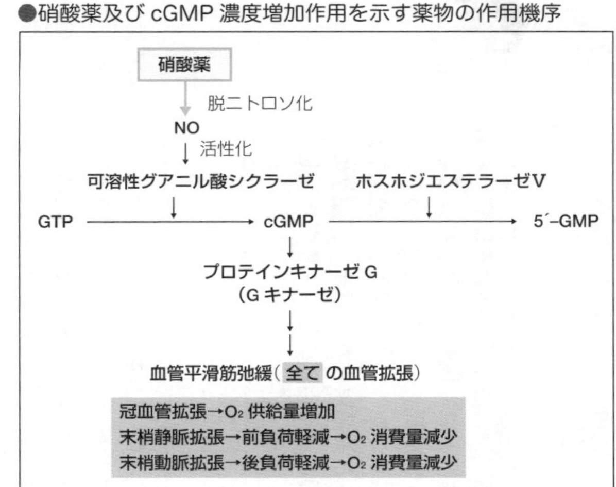

## 分類と商品名（剤形）

| 分類 | 一般名 | 商品名（剤形） | $T_{1/2}$（hr） | $T_{max}$（hr） |
|---|---|---|---|---|
| 硝酸薬 | ニトログリセリン | ニトロペン（舌下錠） | α：0.633<br>β：0.167 | 0.3mg：0.067 |
| | | ミオコール（舌下スプレー） | 0.05 | 0.3mg：0.068 |
| | | バソレーター（注射） | 0.037 | — |
| | | ニトロダームTTS（貼付）など | — | — |
| | 硝酸イソソルビド | ニトロール（錠） | 5mg：0.30（α）<br>5mg：1.56（β） | 5mg：0.43 |
| | | ニトロール（Rカプセル） | — | 20mg：3.5 |
| | | ニトロール（注射） | 5mg：0.105（α）<br>5mg：1.82（β） | — |
| | | ニトロール（スプレー） | 2.5mg：0.125（α）<br>2.5mg：0.92（β） | 2.5mg：0.128 |
| | | フランドル（錠） | — | 20mg：2.92 |
| | | フランドル（テープ） | 2.3（24時間貼付） | 13.1 |
| | 一硝酸イソソルビド | アイトロール（錠） | 40mg：6.0 | 40mg：1.5 |
| | ニコランジル | シグマート（錠） | 10mg：0.75 | 10mg：0.55 |
| | | シグマート（注射） | 2mg：0.109 | — |

## 分類と商品名（剤形）

| 分類 | 一般名 | 商品名（剤形） | $T_{1/2}$（hr） | $T_{max}$（hr） |
|---|---|---|---|---|
| 非選択的β受容体遮断薬 | プロプラノロール | インデラル（錠） | 3.9 | 1.5 |
| | | インデラル（注射） | 10mg：2.34 | — |
| | ピンドロール | カルビスケン（錠） | 5mg：3.65 | 5mg：1.33 |
| | カルテオロール | ミケラン（錠） | 10-30mg：5 | 10-30mg：1 |
| | | ミケラン（細粒） | 10-30mg：5 | 10-30mg：1 |
| 選択的β受容体遮断薬 | アテノロール | テノーミン（錠） | 25mg：7.88<br>50mg：10.8 | 25mg：4.6<br>50mg：3.8 |
| | メトプロロール | セロケン（錠） | 40mg：2.8 | 40mg：1.9 |
| | | ロプレソール（錠） | 40mg：2.8 | 40mg：1.9 |
| | ビソプロロール | メインテート（錠） | 5mg：8.6 | 5mg：3.1 |
| | ベタキソロール | ケルロング（錠） | 5mg：12.9 | 5mg：5.0 |
| $\alpha_1$, β受容体遮断薬 | アロチノロール | アロチノロール塩酸塩（錠） | 10mg：10 | 10mg：2 |
| | カルベジロール | アーチスト（錠） | 10mg：3.60<br>20mg：7.72 | 10mg：0.8<br>20mg：0.9 |
| $Ca^{2+}$チャネル遮断薬 | ニフェジピン | アダラート（L錠） | 10mg：3.51<br>20mg：3.72 | 10mg：2.47<br>20mg：2.12 |
| | | アダラート（CR錠） | インタビューフォーム参照 | |
| | | セパミット（細粒） | 10mg：1.5 | 10mg：0.5 |
| | | セパミット（Rカプセル） | — | 4 |
| | | セパミット（R細粒） | — | 4 |
| | ニトレンジピン | バイロテンシン（錠） | 10mg：10（β） | 10mg：2-3 |
| | アムロジピン | ノルバスク（錠） | 2.5mg：36.5<br>5mg：35.4 | 2.5mg：5.8<br>5mg：5.5 |
| | | ノルバスク（OD錠） | 2.5mg：37.8<br>5mg：36.2 | 2.5mg：6.0<br>5mg：5.6 |
| | | アムロジン（錠） | 2.5mg：36.5<br>5mg：35.4 | 2.5mg：5.8<br>5mg：5.5 |

| | | | | |
|---|---|---|---|---|
| | | アムロジン（OD錠） | 2.5mg：37.8<br>5mg：36.2 | 2.5mg：6.0<br>5mg：5.6 |
| | エホニジピン | ランデル（錠） | 2 | 1.4-2.2 |
| | ジルチアゼム | ヘルベッサー（錠） | 60mg：4.3 | 60mg：3.6 |
| | | ヘルベッサー（Rカプセル） | 100mg：7 | 100mg：14 |
| | | ヘルベッサー（注射） | 10mg：1.9 | — |
| | ベラパミル | ワソラン（錠） | — | 80mg：2.2 |
| アデノシン増強薬 | ジピリダモール | ペルサンチン（錠） | 150mg：1.69 | 150mg：1.22 |
| | ジラゼプ | コメリアン（錠） | 100mg：4 | 100mg：0.5-1 |

## ●心筋梗塞急性期の治療薬

| 分類 | 一般名 | 商品名（剤形） | $T_{1/2}$（hr） | $T_{max}$（hr） |
|---|---|---|---|---|
| 麻薬性鎮痛薬 | モルヒネ | 添付文書参照 | — | — |
| 抗不整脈薬 | リドカイン | 添付文書参照 | — | — |
| | アトロピン | 添付文書参照 | — | — |
| 血栓溶解薬 | ウロキナーゼ | ウロナーゼ（静注） | 第1相：0.1<br>第2相：4 | — |
| | | ウロナーゼ（冠動注） | 第1相：0.1<br>第2相：4.4 | — |
| | アルテプラーゼ | アクチバシン（注射） | $\alpha$：0.105<br>$\beta$：1.40 | 0.92 |
| | | グルトパ（注射） | $\alpha$：0.105<br>$\beta$：1.40 | 0.92 |
| | モンテプラーゼ | クリアクター（注射） | 〈ELISA法〉<br>$\alpha$：0.39<br>$\beta$：7.82 | — |
| 抗凝固薬 | ヘパリン | 添付文書参照 | — | — |
| 硝酸薬 | ニトログリセリン | LINK→p.82参照 | — | — |

## ●心筋梗塞慢性期の治療薬

| 分類 | 一般名 |
|---|---|
| 抗血小板薬 | アスピリン |
| | チクロピジン |
| | クロピドグレル |
| | プラスグレル |
| | チカグレロル |
| HMG-CoA還元酵素阻害薬 | アトルバスタチン |
| | ロスバスタチン |

# ▷ 虚血性心疾患患者へのアプローチ

## ●虚血性心疾患とは

虚血性心疾患とは、心筋に血液を供給する冠状動脈が何らかの原因で狭くなる（狭窄）あるいは詰まる（閉塞）ことによって、血液が心筋へ行きわたらなくなり、一過性又は持続性に心筋虚血を生じる病態のことをさす。
心筋虚血のみで心筋壊死にまで至っていない状態を狭心症、心筋壊死に至った状態を心筋梗塞とよぶ。

高血圧、糖尿病、脂質異常症、慢性腎臓病、喫煙などが危険因子と考えられている。1人で複数の危険因子を有していると、虚血性心疾患になるリスクは高まる。

〈リスク管理目標値〉

・高血圧：149/90mmHg未満
・糖尿病：HbA1c＜7.0%
・脂質異常症：LDLコレステロール＜100mg/dL

## ●虚血性心疾患の分類と治療

分類

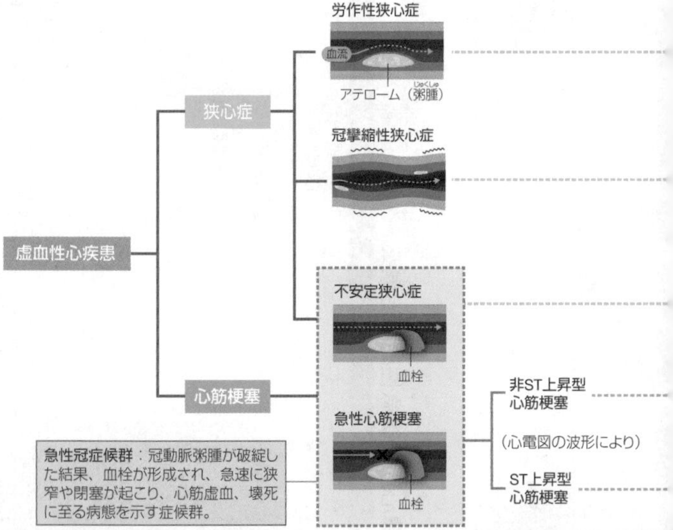

- 虚血性心疾患
  - 狭心症
    - 労作性狭心症（血流、アテローム（粥腫））
    - 冠攣縮性狭心症
    - 不安定狭心症（血栓）
  - 心筋梗塞
    - 急性心筋梗塞（血栓）
      - 非ST上昇型心筋梗塞
      - ST上昇型心筋梗塞
      （心電図の波形により）

急性冠症候群：冠動脈粥腫が破綻した結果、血栓が形成され、急速に狭窄や閉塞が起こり、心筋虚血、壊死に至る病態を示す症候群。

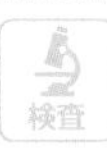


| 分類 | 検査方法 |
|---|---|
| 労作性狭心症 | 運動負荷試験 |
| 冠攣縮性狭心症 | ホルター心電図 |
| 不安定狭心症 | ホルター心電図 |
| 急性心筋梗塞<br>非ST上昇型心筋梗塞 | 心筋マーカー上昇（トロポニンT） |
| ST上昇型心筋梗塞 | 心筋マーカー上昇（トロポニンT） |

### ●ホルター心電図

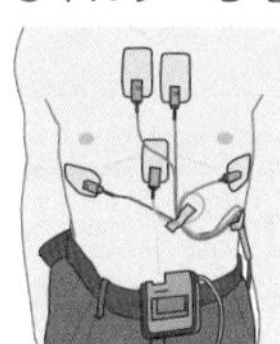

一般的な心電図検査はベッドに横になり、数分間の心電図を記録する。一方、ホルター心電図は、電極を胸に貼った状態で通常の生活を送る中で、24時間心電図を記録し続ける。不整脈を見つける目的のほか、治療の評価に用いられる。

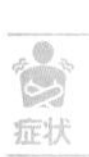

- 労作時に発症
- 前胸部に圧迫感や締めつけられる痛み
- 痛みの持続時間：数分～5分程度
- 器質的狭窄が多い

- 夜間から早朝に発症
- 前胸部に圧迫感や締めつけられる痛み
- 痛みの持続時間：数分～15分程度
- 冠動脈の攣縮により起こる

**ステント治療**

PCIの1つであり、冠動脈狭窄部位に器具を留置して、血液の流れを改善する治療法。



1.狭窄部へステントを挿入。手首や脚の付け根の動脈からカテーテルを挿入。ステントがバルーンにかぶせてある。

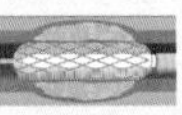

2.バルーンを膨らませるステントが開き、血管内の広さを確保。

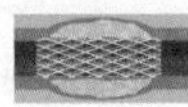

3.ステントのみ残すバルーンをしぼませてステントを留置。

- 薬物治療：発作時に硝酸薬
- 侵襲的治療：PCI、CABGを適応例に実施

PCI：経皮的冠動脈インターベンション
CABG：冠動脈バイパス術

- 前胸部の圧迫感や締めつけられる痛みが3週間以内に発症、従来に比べ増悪
- 痛みの持続時間：数分～20分程度
- 粥腫の破綻による血栓形成、狭窄の進行

- 薬物治療：硝酸薬、抗血小板薬
- 侵襲的治療：PCI、CABGを考慮

- 激しい胸の痛み
- 痛みの持続時間：数分～20分程度
- 粥腫の破綻による血栓形成、閉塞

- 激しい胸の痛み
- 痛みの持続時間：20分以上
- 粥腫の破綻による血栓形成、閉塞

- 薬物治療：酸素、モルヒネ、硝酸薬、抗血栓薬、抗血小板薬
- 侵襲的治療：PCI、CABGを迅速に実施

## Check list

**【副作用】**

それぞれの薬物において、以下の症状の有無を確認する。

**〈β受容体遮断薬（$\alpha_1$, β受容体遮断薬を含む)〉**

□ 気管支喘息の悪化　□ 低血糖　□ 浮腫

**〈$Ca^{2+}$チャネル遮断薬〉**

□浮腫

**〈抗血小板薬〉**

□ 鼻血　□ あざ　□ 胃痛　□ 黒便・血便

これらの症状が現れた場合には、すぐに医師に相談するよう指導する。

**【ニトログリセリンの使用方法】**

狭心症発作のある患者には、外出時には常にニトログリセリンを携行するよう指導する。胸痛時には、すぐに1錠を舌下で溶かす（スプレーの場合は舌下にスプレー）。1～数分で効果が得られるが、5分以上経過しても症状が改善しない場合は、追加で舌下投与し、それでも症状が改善しない場合には、すぐに救急車を呼ぶか、医療機関を受診するよう指導する。

なお、ニトログリセリンは血管を拡張させるため、以下の症状の有無を確認する。

□ 頭痛　□ 血圧低下によるめまい

これらの症状が現れた場合には、車の運転など危険を伴う作業は控えるよう指導する。

**【ステント留置後の抗血栓薬治療】**

ステント留置後には、アスピリンと$P2Y_{12}$受容体拮抗薬の**2剤併用療法**（DAPT）が推奨されており、2剤併用で治療が開始されることが一般的である。一方で、その後の2剤併用期間については、患者の血栓リスクと出血リスクのバランスを考慮して、1剤に減薬するまでの期間を医師が判断する。ステントの種類により、2剤併用の推奨期間が異なるため、医師と相談した上で指導する。

【アドヒアランス】
ニトログリセリンの頓服使用は、あくまで対症療法である。狭心症治療の目標は、急性心筋梗塞や突然死を防ぎ、症状の悪化や心不全などの合併症の発症を防ぐことである。自覚症状が改善したからといって、その他の治療薬をやめてしまうと、症状が悪化したり、心筋梗塞を起こすことがある。必ず医師の指示に従って服用を続けるよう指導する。

【排便の状況】
排便時に強くいきむと血圧が上がり、心臓に負担がかかる。便通のチェックとともに、便秘にならないよう、食習慣や運動習慣などの生活指導も行う。便意の有無にかかわらず毎朝トイレに行く、といった習慣づけのアドバイスも有効である。また、便秘や便が硬い状態の場合には、便秘薬の追加を医師と相談する。

## よくある Q&A

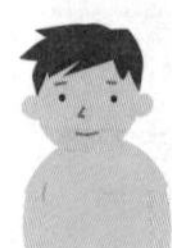

入浴の際に貼付剤は貼ったままでよいですか？

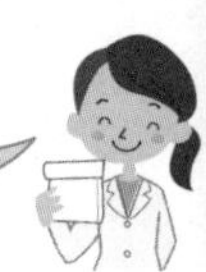

特に医師からの指示がない場合には、貼付剤は貼ったまま入浴して大丈夫です。ただし、入浴の際に剥がれやすくなるので、注意してください。

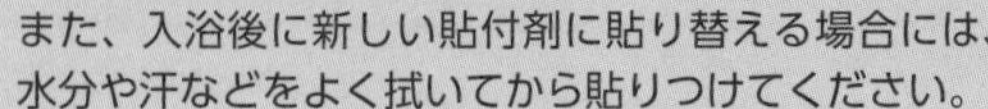

また、入浴後に新しい貼付剤に貼り替える場合には、水分や汗などをよく拭いてから貼りつけてください。

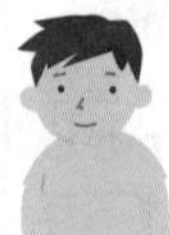

貼付剤は心臓に近いところに貼った方が効き目がありますか？

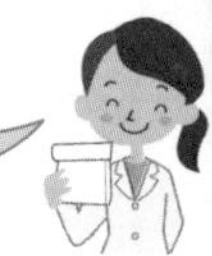

ニトログリセリン貼付剤及び硝酸イソソルビド貼付剤は心臓の薬ですが、心臓の周辺に貼る必要はありません。胸部や背部など（製剤によっては、上腕部や上腹部なども含む）、指示された場所に貼ってください。毎回同じ場所に貼ると、かぶれなど皮膚障害につながることがあります。必ず毎日貼る場所を変えてください。

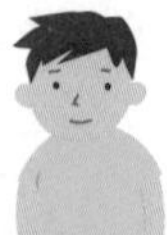

貼付剤を半日で剥がすように言われたのですがなぜですか？

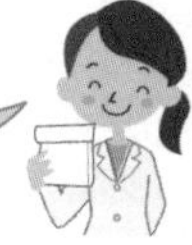

ニトログリセリンは、長時間使用することで効きが悪くなる（耐性がつく）ことがあります。休薬時間を設けることで、耐性がつきにくくなることが期待されます。
ただし、休薬中は発作の発現や心筋梗塞の発症などにつながる可能性があるため、十分な注意が必要です。
自己判断で貼る時間を変えたりせずに、必ず医師の指示に従って貼付してください。

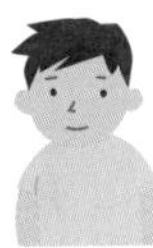

薬を飲み忘れてしまった場合はどうしたらよいですか？

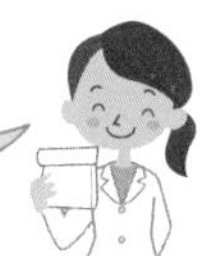

狭心症発作や心筋梗塞などを防ぐため、薬を継続することはとても重要です。薬を飲み忘れたことに気がついた時点ですぐに1回分を飲んでください。ただし、次の服用時点が近い場合には、1回分を飛ばしてください。薬を多く飲んでしまうと、血圧が下がりすぎるなど、副作用につながる可能性があります。決して2回分をまとめて服用しないでください。

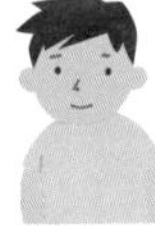

お酒は飲んでもよいですか？

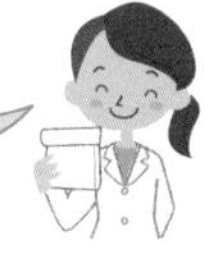

医師から飲酒の制限がない場合には、適量の飲酒は問題ありません。ただし、薬によっては、アルコールとの相互作用により副作用が起こりやすくなることがありますので、飲酒後は十分な間隔をあけてから薬を服用してください。

# 11 高血圧治療薬



## 作用機序

●高血圧治療薬(レニン-アンギオテンシン系抑制薬)の作用機序

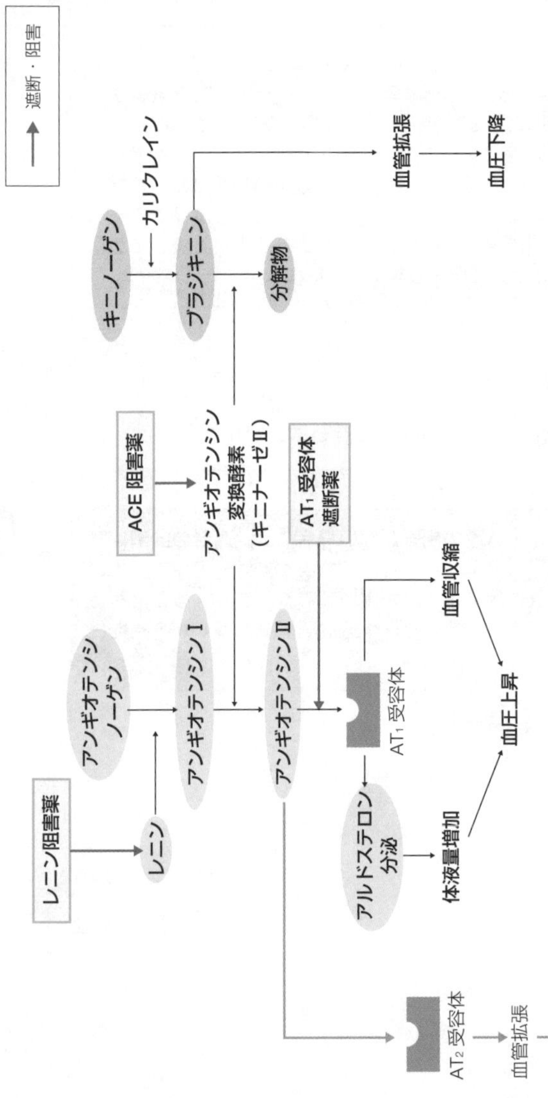

ACE：アンギオテンシン変換酵素
ARB：アンギオテンシンⅡ($AT_1$)受容体遮断薬

## 分類と特徴

| 主な治療薬 | 特徴 |
|---|---|
| 〈$Ca^{2+}$チャネル遮断薬〉<br>ニフェジピン<br>アムロジピン<br>ジルチアゼム | ・末梢血管**拡張**作用、心収縮力**抑制**作用、刺激伝導系**抑制**作用により降圧作用を発揮する<br>・副作用として、頭痛、歯肉増殖などがある<br>・ニフェジピンは、妊娠20週以降の妊婦に対しても使用される |
| 〈レニン阻害薬〉<br>アリスキレン | レニンを直接阻害することでアンギオテンシンⅠ濃度とアンギオテンシンⅡ濃度を低下させ、持続的な降圧効果を示す |
| 〈ACE阻害薬〉<br>カプトプリル<br>エナラプリル<br>リシノプリル | ・副作用としては**空咳**、呼吸困難を伴う顔面、舌、声門、喉頭の腫脹を症状とする**血管浮腫**を生じる<br>・デキストラン硫酸固定化セルロース、トリプトファン固定化ポリビニルアルコール、又はポリエチレンテレフタレートを用いた吸着器によるアフェレーシスを施行中、あるいはアクリロニトリルメタリルスルホン酸ナトリウム膜を用いた血液透析中の場合は、ショックやアナフィラキシー症状を発症する危険性があり、**禁忌**である<br>・多くの薬物が**腎排泄**であり、腎障害時には少量から投与するべきである |
| 〈ARB〉<br>カンデサルタン シレキセチル<br>ロサルタンカリウム<br>バルサルタン<br>オルメサルタン メドキソミル<br>アジルサルタン | ・**心保護効果**として心肥大を抑制し、心不全の予後を改善する<br>・妊婦や授乳婦に対する投与は**禁忌**である<br>・両側性腎動脈狭窄例又は単腎で一側性腎動脈狭窄例では急速な腎機能低下をきたすため、慎重に投与する |
| 〈アンギオテンシン受容体ネプリライシン阻害薬〉<br>サクビトリルバルサルタン | サクビトリル及びバルサルタンに解離して作用を示す。サクビトリルは、エステラーゼにより活性体に変換され、ネプリライシン（NEP）を阻害する。NEP阻害によりナトリウム利尿ペプチドの循環血中濃度が上昇し、利尿作用、抗心肥大作用、血管拡張作用などの多面的な作用を示す |
| 〈チアジド系利尿薬〉<br>ヒドロクロロチアジド<br>トリクロルメチアジド | ・遠位尿細管におけるナトリウムの再吸収抑制による循環血流量の**低下**、末梢血管抵抗**低下**により降圧作用を示す<br>・**少量**から投与を開始する<br>・副作用として**低カリウム血症**、**耐糖能異常**、**高尿酸血症**などの代謝系の異常を生じる |
| 〈アルドステロン拮抗薬〉<br>スピロノラクトン<br>エプレレノン | RAA系阻害薬との併用や腎機能障害、心不全などで**高カリウム血症**を生じることがある |
| 〈その他〉<br>ラベタロール<br>メチルドパ<br>ヒドララジン | ・ラベタロールは、**β受容体**を**遮断**することにより、心拍出量の**低下**、レニン産生**抑制**、中枢での交感神経抑制作用などにより降圧作用を示す<br>・メチルドパは、延髄の血管運動中枢の$\alpha_2$**受容体**を**刺激**することによって交感神経活動を**抑制**し、降圧する<br>・ヒドララジンは、直接血管平滑筋に作用して血管を**拡張**させる<br>・**妊娠時の降圧**に使用される |

## 経口降圧薬



### ●主な降圧薬の積極的適応

| | $Ca^{2+}$チャネル遮断薬 | ARB/ACE阻害薬 | チアジド系利尿薬 | β遮断薬 |
|---|---|---|---|---|
| 左室肥大 | ● | ● | | |
| LVEFの低下した心不全 | | ●*1 | ● | ●*1 |
| 頻脈 | ●（非ジヒドロピリジン系） | | | ● |
| 狭心症 | ● | | | ●*2 |
| 心筋梗塞後 | | ● | | ● |
| タンパク尿/微量アルブミン尿を有するCKD | | ● | | |

＊1 少量から開始し、注意深く漸増する
＊2 冠攣縮には注意する

（日本高血圧学会：高血圧治療ガイドライン2019，p.77）

### ●妊娠時の経口降圧薬選択

| | 第一選択 | | 2剤併用時 |
|---|---|---|---|
| | 薬効分類 | 医薬品（商品名） | |
| 妊娠20週未満（高血圧合併妊娠） | 中枢性交感神経抑制薬 | メチルドパ（アルドメット） | メチルドパ＋ヒドララジン<br>ラベタロール＋ヒドララジン |
| | α，β受容体遮断薬 | ラベタロール（トランデート） | |
| 妊娠20週以降（妊娠高血圧） | 中枢性交感神経抑制薬 | メチルドパ（アルドメット） | 交感神経抑制薬（メチルドパ、ラベタロール）＋血管拡張薬（ヒドララジン、ニフェジピン） |
| | α，β受容体遮断薬 | ラベタロール（トランデート） | |
| | 血管拡張薬 | ヒドララジン（アプレゾリン） | |
| | $Ca^{2+}$チャネル遮断薬 | ニフェジピン（アダラート） | |

（日本高血圧学会：高血圧治療ガイドライン2019を参考に作成）

# 高血圧症患者へのアプローチ

## ●高血圧症とは

主に本能性高血圧症（約90%）と二次性高血圧症に分類される。高血圧症患者は、脳血管や心血管、動脈硬化などの病気になる確率が高くなる。動脈硬化が進むと血管は以下のようになる。

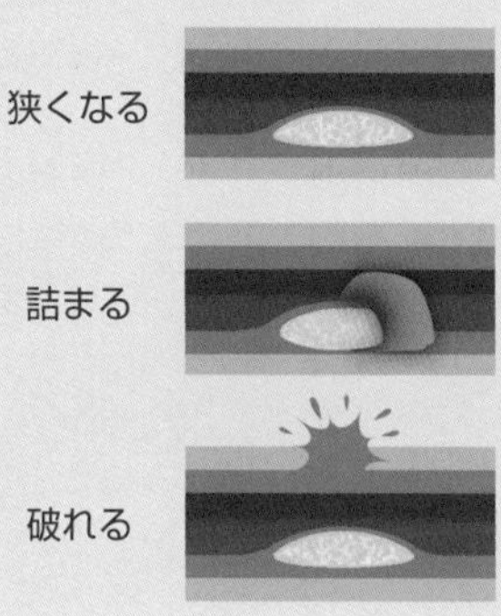

本態性高血圧症は原因不明であり、発症には遺伝的素因と環境因子（食塩、肥満、過度のアルコール、ストレス、カリウムの摂取不足など）が関与するとされている。二次性高血圧症は、種々の基礎疾患により二次的に起こる高血圧であり、腎性高血圧や内分泌性高血圧が該当する。

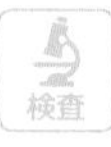


高血圧による合併症がないか、高血圧の原因となる腎臓やホルモンの異常がないかについて、下表のような検査を受けることがある。

| 検　査 | 目　的 |
|---|---|
| 血液検査 | 高血圧とともにリスクファクターとなる脂質異常症や糖尿病の有無、腎機能低下やホルモン異常を調べる |
| 尿検査 | 腎機能や腎臓病の有無、ホルモン異常を調べる |
| 心電図 | 高血圧合併症である心肥大、虚血性心疾患、不整脈の有無を調べる |
| 心エコー | 高血圧合併症である心肥大、心機能、弁膜症の有無を調べる |
| 胸部レントゲン | 高血圧合併症である心肥大、心不全の有無を調べる |

# 高血圧治療の一般的な流れ

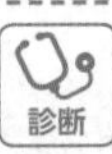


●成人の血圧値分類

| 分類 | 診察室血圧（mmHg） | | | 家庭血圧（mmHg） | | |
|---|---|---|---|---|---|---|
| | 収縮期血圧 | | 拡張期血圧 | 収縮期血圧 | | 拡張期血圧 |
| 正常血圧 | ＜120 | かつ | ＜80 | ＜115 | かつ | ＜75 |
| 正常高値血圧 | 120-129 | かつ | ＜80 | 115-124 | かつ | ＜75 |
| 高値血圧 | 130-139 | かつ/又は | 80-89 | 125-134 | かつ/又は | 75-84 |
| Ⅰ度高血圧 | 140-159 | かつ/又は | 90-99 | 135-144 | かつ/又は | 85-89 |
| Ⅱ度高血圧 | 160-179 | かつ/又は | 100-109 | 145-159 | かつ/又は | 90-99 |
| Ⅲ度高血圧 | ≧180 | かつ/又は | ≧110 | ≧160 | かつ/又は | ≧100 |
| （孤立性）収縮期高血圧 | ≧140 | かつ | ＜90 | ≧135 | かつ | ＜85 |

（日本高血圧学会：高血圧治療ガイドライン2019，p.18）

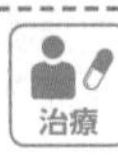


●降圧目標を達成するための降圧薬の使い方

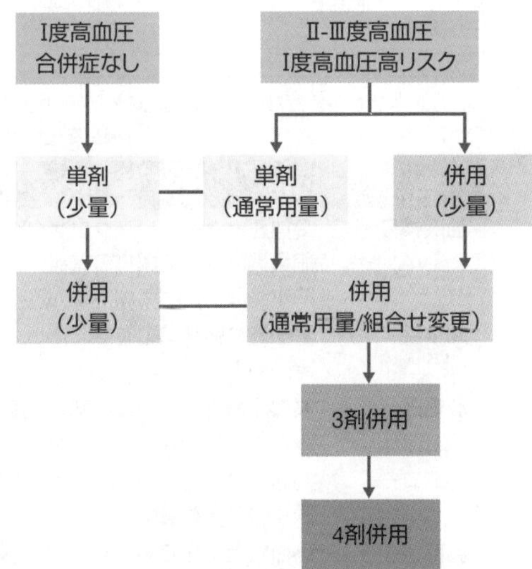


（日本高血圧学会：高血圧治療ガイドライン2019，p.77）

# 生活習慣の改善

## 減塩

・食塩摂取量を6g/日未満におさえる

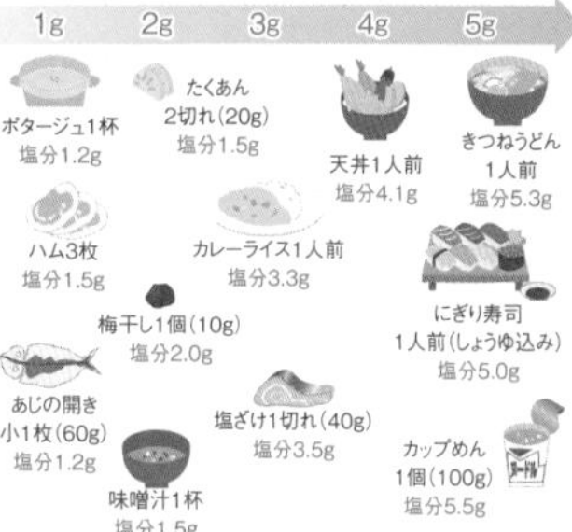
1g
2g
3g
4g
5g
ポタージュ1杯
塩分1.2g
たくあん
2切れ(20g)
塩分1.5g
天丼1人前
塩分4.1g
きつねうどん
1人前
塩分5.3g
ハム3枚
塩分1.5g
カレーライス1人前
塩分3.3g
梅干し1個(10g)
塩分2.0g
にぎり寿司
1人前(しょうゆ込み)
塩分5.0g
あじの開き
小1枚(60g)
塩分1.2g
塩ざけ1切れ(40g)
塩分3.5g
カップめん
1個(100g)
塩分5.5g
味噌汁1杯
塩分1.5g

## 肥満の予防と改善

・体格指数（BMI）を25.0kg/m$^2$未満にする
BMI＝体重(kg)÷身長(m)$^2$より算出

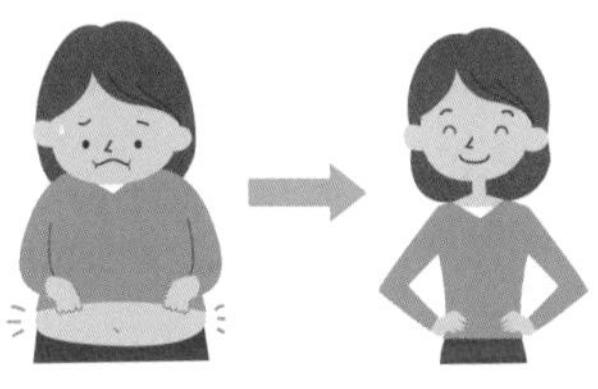

## 節酒

・アルコール量　男性20～30mL/日以下
女性10～20mL/日以下

アルコール量換算で約23g程度はこのくらい

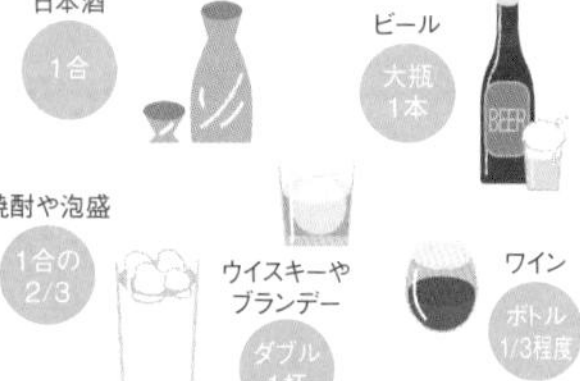
日本酒
1合
ビール
大瓶
1本
BEER
焼酎や泡盛
1合の
2/3
ウイスキーや
ブランデー
ダブル
1杯
ワイン
ボトル
1/3程度

## 禁煙

・喫煙、受動喫煙を避ける

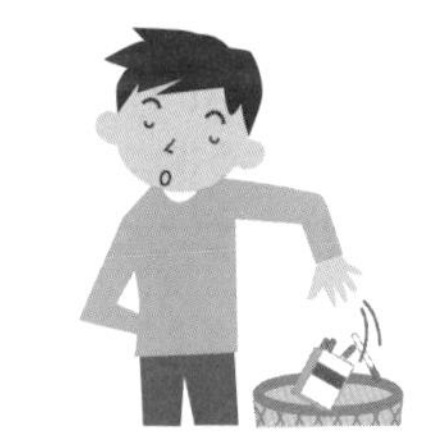

## 食事

・野菜や果物、多価不飽和脂肪酸を積極的に摂取する

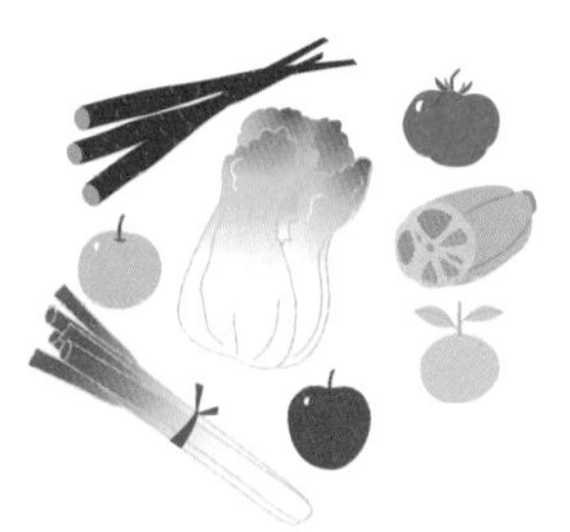

## 運動

・毎日30分以上又は週180分以上の運動

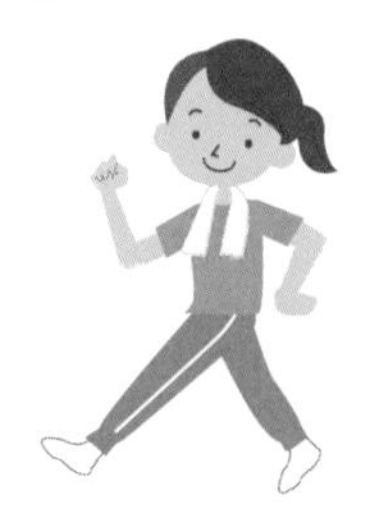

# Check list

**【治療の意義】**

血圧が高くても自覚症状がない場合が多く、自分が高血圧症であると気づいていない人や、治療をしていてもコントロールできていない人が多い。**脳卒中**、**心臓病**、**腎臓病**などを予防する上で血圧管理が非常に重要であることを伝え、服薬と運動や食事などの生活改善による良好な血圧管理を目指す。

高血圧治療においては、患者だけでなく家族の協力も大切であるため、必要に応じて家族への指導も行う。

**【副作用】**

以下の症状が現れていないかを確認する。

**〈ACE阻害薬〉**

□ 空咳

**〈$Ca^{2+}$チャネル遮断薬〉**

□ 浮腫　□ 歯肉増殖（歯ぐきの腫れ・違和感など）

これらの症状が現れた場合には、医師又は薬剤師に相談するよう指導する。

機序
指導

## 【検査値】

LINK→p.104

高血圧症患者に対しては、血圧値を確認する。
合併している病気の状態や年齢などによって、より厳格に血圧値を下げたほうがよい場合や、逆に慎重に血圧値を下げたほうがよい場合があるため、かかりつけ医から指示されている管理目標値を確認する。

**〈診察室血圧〉**

- □ 75歳未満（130/80mmHg未満）
- □ 75歳以上（140/90mmHg未満）

また、毎日家庭で血圧を測定し、記録するよう指導する。
家庭血圧の測定は、患者の治療継続率を改善するとともに、降圧薬治療による過剰な降圧、あるいは不十分な降圧を評価するのに役立つ。服薬前に測定することで、薬効の持続時間の評価に役立つ。また、継続的に測定することで、季節変動のような長期の血圧変動性の評価にも役立つ。
家庭血圧を治療に有効に活用するために、適正なタイミング、適正な方法で測定できているかを確認する。

| 朝 | 夜 |
|---|---|
| ・起床後1時間以内<br>・1～2分の安静後<br>・排尿後<br>・食前・服薬前 | ・就寝前<br>・1～2分の安静後 |
| 朝・夜 | |
| ・静かで、過ごしやすい温度の部屋<br>・椅子に脚を組まずに腰掛け、カフの高さと心臓の高さをあわせる<br>・測定前はたばこを吸わない、飲酒しない、カフェインをとらない<br>・測定中は話をしない、力を入れたり動いたりしない<br>・原則2回測定し、全て記録する | |

## 【アドヒアランス】

処方日数と来局日から、飲み忘れがないかを確認する。
高血圧症は自覚症状がないこともあり、1度の飲み忘れをきっかけとして薬を飲まない日が続くと、やがて病院へ行かなくなってしまう可能性がある。

## よくある Q&A

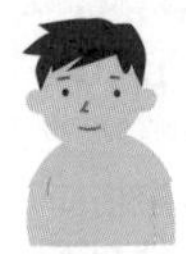

降圧薬の服用をやめることはできますか？

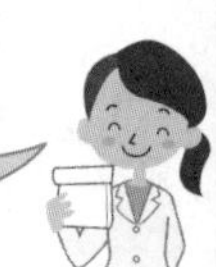

降圧薬は高血圧の原因を治すわけではありません。薬をやめるともともとの血圧に戻る可能性が高いので、継続して服用しましょう。
減塩、運動、減量などにより、数mmHgの血圧を低下できます。血圧の状態や服用薬によっては減薬や服薬中止が可能なこともあります。

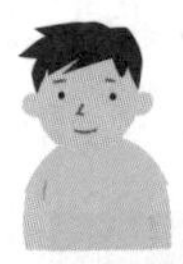

薬は血圧が高いときだけ飲めばよいですか？

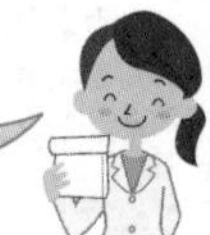

薬を飲んだり飲まなかったりすると、脳卒中や心疾患で倒れる危険性が高くなるともいわれています。日によって薬を飲んだり飲まなかったり、飲む量を変えてはいけません。

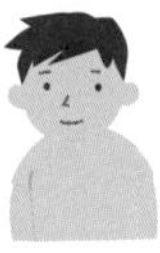

薬を飲み忘れたときはどうすればよいですか？

服薬を忘れた場合の対処は、薬の種類によって異なります。

| 薬の用法 | 飲み忘れたタイミング | 対応の目安 |
|---|---|---|
| 1日1回 | 朝食後 | 寝るまでに気づいたら服薬 |
| 1日2回 | 朝食後 | 昼から夕方までに服薬し、夕食後の分は就寝前に服薬 |
|  | 夕食後 | 寝るまでに気づいたら服薬 |
| 1日3回 | 朝食後 | 昼までに気づいたら服薬。昼食後分は夕食後、夕食後分は就寝前に服薬 |
|  | 昼食後 | 夕食までに気づいたら服薬。夕食後分は就寝前に服薬 |
|  | 夕食後 | 寝るまでに気づいたら服薬 |

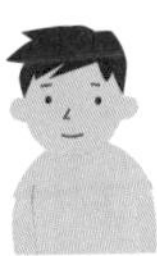

薬を飲み始めて1週間経ちますが血圧が下がりません。

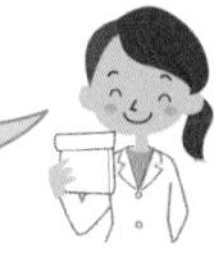

薬で血圧を下げる場合、高い血圧に慣れていた体を徐々に慣らしながら、2～3ヶ月かけてゆっくりと下がるように、医師が薬の量・種類を調節します。飲み始めてすぐに血圧が下がらなかったとしても心配はいりません。

## 作用機序



### ●血液凝固

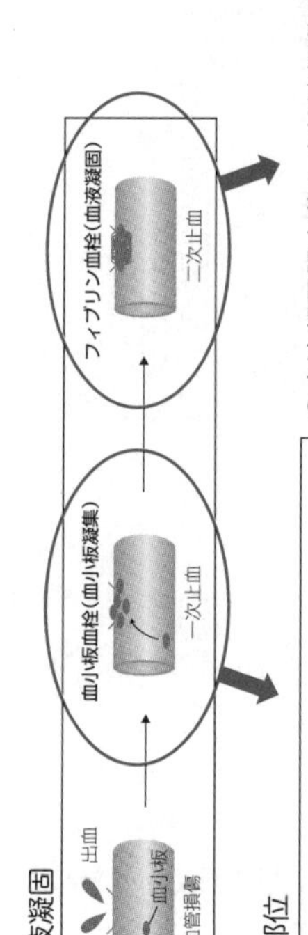


### ●血液凝固阻害薬と血栓溶解薬の作用部位

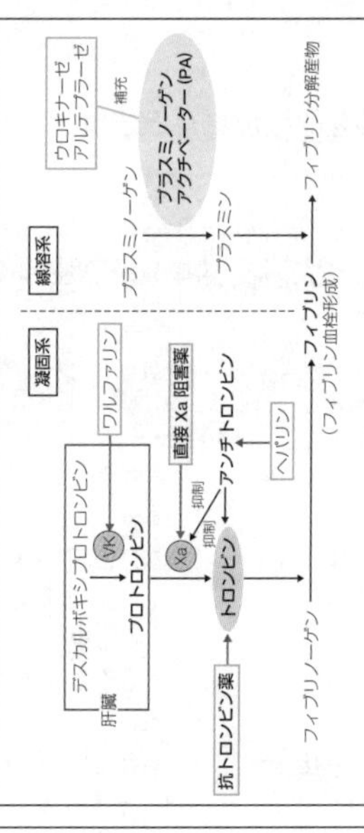


### ●血小板凝集抑制薬の作用部位

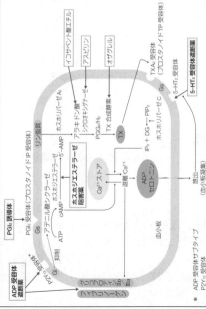

ADP受容体遮断薬

P2Y12受容体*

Gi

抑制

PGI2誘導体

PGI2受容体(プロスタノイドIP受容体)

Gs

アデニル酸シクラーゼ

ATP

cAMP

ホスホジエステラーゼ

5'-AMP

ホスホジエステラーゼ阻害薬

リン脂質

ホスホリパーゼA2

アラキドン酸

シクロオキシゲナーゼ

PGG2/H2

TX合成酵素

TX

イコサペント酸エチル

アスピリン

オザグレル

TXA2受容体(プロスタノイドTP受容体)

Gq

5-HT2受容体

5-HT2受容体遮断薬

ホスホリパーゼC

$PIP_2$

$IP_3$ + DG

$Ca^{2+}$ストア

遊離$Ca^{2+}$

ADP
セロトニン

放出
(血小板凝集)

血小板

グリコプロテインⅡb/Ⅲa

フィブリノーゲン

＊ ADP受容体サブタイプ
P2Y12受容体

→ 刺激・増強　　━ 遮断・抑制・拮抗

## 分類と商品名（剤形）

### ●血小板凝集抑制薬

| 分類 | 一般名 | 商品名（剤形） | 術前休薬期間 | 特徴 |
|---|---|---|---|---|
| $TXA_2$生成抑制薬 | アスピリン | バイアスピリン（錠） | 7～14日前 | **高用量**では抗炎症作用を示す |
| | オザグレル | カタクロット（注射） | ― | くも膜下出血術後の脳血管攣縮及びこれに伴う脳虚血症状の改善にも用いる |
| | | キサンボン（注射） | ― | |
| | イコサペント酸エチル | エパデール（カプセル） | 7～10日前 | **脂質代謝改善作用**も有する |
| 5-$HT_2$受容体遮断薬 | サルポグレラート | アンプラーグ（錠、細粒） | 1～2日前 | 血小板凝集抑制作用、血管収縮抑制作用を有する |
| ADP受容体遮断薬 | チクロピジン | パナルジン（錠、細粒） | 10～14日前 | **血栓性血小板減少性紫斑病**（TTP）、**無顆粒球症**、**重篤な肝障害**などの重大な副作用が主に投与開始後2ヶ月以内に発現し、死亡に至る例も報告されている |
| | クロピドグレル | プラビックス（錠） | 14日以上前 | クロピドグレルの代謝活性化をする**CYP2C19**には、遺伝子多型があり、CYP2C19の活性が低い患者や、CYP2C19が代謝に関わる他の薬剤を併用している場合、作用が減弱する可能性がある |
| | プラスグレル | エフィエント（錠、OD錠） | 14日以上前 | 小腸の**エステラーゼ**と小腸及び肝臓の**複数の薬物代謝酵素**（CYP3A、2B6、2C9、2C19）による代謝を受けて活性体となる |
| $PGI_2$誘導体 | ベラプロストナトリウム | ドルナー（錠） | 1日前 | 抗血小板作用、血管拡張・血流増加作用、血管平滑筋細胞増殖抑制作用を有する |
| | | プロサイリン（錠） | 1日前 | |
| $PGE_1$誘導体 | リマプロストアルファデクス | オパルモン（錠） | 1～2日前 | 閉塞性血栓血管炎に伴う潰瘍、疼痛及び冷感などの虚血性諸症状の改善 |
| ホスホジエステラーゼ阻害薬 | ジピリダモール | ペルサンチン（錠） | 1～2日前 | **アデノシン増強薬** |
| | シロスタゾール | プレタール（OD錠、散） | 3日前 | 本剤の投与により脈拍数が増加し、狭心症が発現することがあるので、狭心症の症状（胸痛等）に対する問診を注意深く行う |

## 分類と商品名（剤形）

●血液凝固阻害薬

| 分類 | 一般名 | 商品名（剤形） | 術前休薬期間 | 特徴 |
|---|---|---|---|---|
| ヘパリン | ヘパリン | ヘパリンナトリウム（注射） | 4～6時間 | ・胎盤関門を通過しないため、**妊婦への投与可**<br>・解毒薬：プロタミン |
| ヘパリン類似薬 | ダルテパリン | フラグミン（注射） | 12時間 | ダナパロイドは、ブタの小腸粘膜由来のヘパリンを亜硝酸分解して得た解重合ヘパリンのナトリウム塩 |
| | ダナパロイド | オルガラン（注射） | ― | |
| | エノキサパリン | クレキサン（皮下注） | 12時間 | |
| | パルナパリン | ローヘパ（注射） | ― | |
| 合成Xa阻害薬 | フォンダパリヌクスナトリウム | アリクストラ（皮下注） | 4日 | プレフィルドシリンジ製剤 |
| 直接Xa阻害薬 | エドキサバン | リクシアナ（錠、OD錠） | 24時間以上 | ワルファリンカリウムから切り替える際は、**PT-INRが2.0未満**になれば投与可能 |
| | リバーロキサバン | イグザレルト（錠、OD錠、細粒） | 24時間以上 | |
| | アピキサバン | エリキュース（錠） | 24時間（出血リスク：低）<br>48時間（出血リスク：中～高） | |
| 経口抗凝固薬 | ワルファリン | ワーファリン（錠、顆粒） | 3～5日前（INR確認） | ビタミンK含有食品を摂取しない |

| | | | | |
|---|---|---|---|---|
| 抗トロンビン薬 | ガベキサート | エフオーワイ（注射） | — | トリプシン、カリクレイン、プラスミン阻害作用も有する |
| | ナファモスタット | フサン（注射） | — | |
| | アルガトロバン | スロンノンHI（注射） | — | 発症後**48 時間以内の**脳血栓症急性期（ラクナ梗塞を除く）に伴う神経症候（運動麻痺） |
| | | ノバスタンHI（注射） | — | |
| | ダビガトランエテキシラート | プラザキサ（カプセル） | 24時間<br>2日以上前<br>（出血リスク：高い） | **重篤な出血**に関して安全性速報が発出されており、生命を脅かす出血又は止血困難な出血の発現時には、中和剤としてイダルシズマブを用いる |
| トロンボモデュリン アルファ製剤 | トロンボモデュリン アルファ | リコモジュリン（注射） | — | トロンビンに結合して（トロンビン依存的）活性化プロテインC の産生を促進する |
| 抗血栓性末梢循環改善剤 | バトロキソビン | デフィブラーゼ（注射） | — | フィブリノーゲン濃度を持続的に低下させる |

## ●血栓溶解薬

| 分類 | 一般名 | 商品名（剤形） | 特徴 |
|---|---|---|---|
| ウロキナーゼプラスミノーゲンアクチベーター（u-PA） | ウロキナーゼ | ウロナーゼ（注射、冠動注） | 主に血漿中のプラスミノーゲンからプラスミン生成を促進するため、**出血が起こりやすい** |
| 組織プラスミノーゲンアクチベーター（t-PA） | アルテプラーゼ | アクチバシン（注射） | ウロキナーゼに比べて$\alpha_2$-プラスミンインヒビター（$\alpha_2$-PI）の消費の影響や、フィブリノーゲンの分解も起こらないため**出血が起こりにくい** |
| | | グルトパ（注射） | |
| | モンテプラーゼ | クリアクター（注射） | |

機序

指導

# 抗血栓薬　患者へのアプローチ

## ●抗血栓薬とは

血管内で血液が固まり血栓ができると、**脳梗塞**、**心筋梗塞**、**肺塞栓症**、**脳塞栓症**など、さまざまな病気が引き起こされる。血栓に働きかける薬を総称して抗血栓薬とよび、血栓の種類により、血小板凝集抑制薬、血液凝固阻害薬、血栓溶解薬に分類される。

| 分類 | 特徴 | 主な適応疾患 |
|---|---|---|
| 血小板凝集抑制薬 | ・血管内皮細胞の損傷部位に**血小板が凝集**するのを抑制する<br>・主に動脈の血栓に対して用いられる | ・心筋梗塞<br>・脳梗塞<br>・狭心症<br>・末梢動脈疾患 |
| 血液凝固阻害薬 | ・凝固因子の働きを抑え**フィブリン血栓**の形成を抑制する<br>・主に静脈の血栓に対して用いられる | ・静脈血栓症<br>・肺塞栓<br>・心房細動<br>・心原性脳梗塞 |
| 血栓溶解薬 | プラスミノーゲンをプラスミンに変換し、**フィブリン血栓**をフィブリン分解物へと分解する | ・急性心筋梗塞<br>・脳血栓<br>・肺塞栓 |

脳卒中の治療では、高血圧への対応が大切である。脳浮腫に対しては高浸透圧溶液（10%グリセロール）が使用される。

| 種類 | 治療内容 |
|---|---|
| 脳梗塞 | 血管内の血栓がそれ以上増えないように、しかも病巣周辺の血液循環をよくする目的で、プロスタグランジン製剤や抗トロンビン剤が使われる。発症して3時間以内であれば、血栓溶解薬が劇的に効くことがある。血圧が少々高いからといって薬で急速に下げると、症状が悪化することがある |
| 脳出血 | 脳浮腫を減少させる薬以外に、血腫を小さくする薬はない。出血した部位によっては、外科的に血腫を取り除く手術をすることがある。特に小脳の出血では、手術のタイミングを考えながら様子を見ることが必要である |
| くも膜下出血 | 再発防止のために、脳動脈瘤の根元をクリップで止める手術を行う |

## ●脳血管疾患とは

虚血あるいは出血によって脳のある領域が一過性ないし持続的に障害された状態、又は病理学的変化によって脳の1本あるいは数本の血管が障害された病態をいう。
脳血管疾患は、脳内出血、くも膜下出血、脳梗塞などの脳血管障害の総称である。

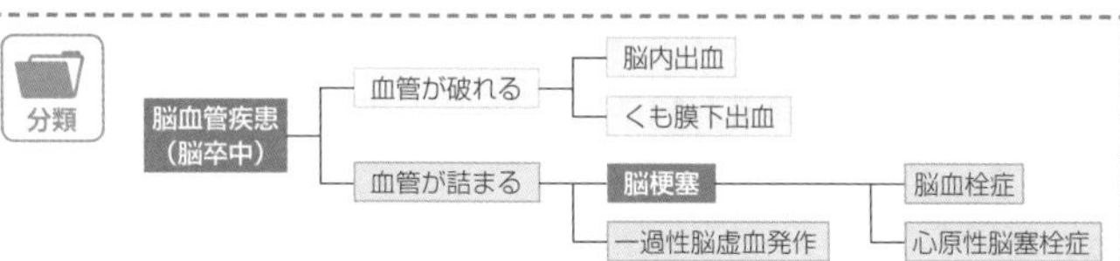


原因

| | アテローム血栓性脳梗塞 | 心原性脳塞栓症 | ラクナ梗塞 |
|---|---|---|---|
| 危険因子 | **動脈硬化促進因子**（高血圧、糖尿病、脂質異常症、喫煙） | **心疾患**（**心房細動**、僧帽弁狭窄症、心内膜炎、急性心筋梗塞、心不全） | 高血圧、糖尿病、脂質異常症 |
| 原因 | 脳血管の**動脈硬化（アテローム硬化）**による狭窄・閉塞 | 心臓内血栓（左心耳）や心臓を経由した血栓が血流で運ばれて脳動脈を閉塞 | 細い**穿通枝動脈**の閉塞 |
| 病態 | アテローム硬化により狭窄した血管に、主に**血小板血栓**が形成され閉塞する<br>梗塞 血栓 プラーク | 心臓内血栓の一部が遊離し閉塞因子となり、主に**フィブリン血栓**が脳動脈を閉塞する<br>梗塞 塞栓 | 高血圧の持続により血管壁の変性が起こり、血管壁が閉塞する |
| 症状 | 安静時に発症することが多い | 活動時に発症することが多い | **意識障害や高次脳機能障害は伴わない。**また脳血管性認知症の原因となる |
| | 片頭痛、共同偏視（眼球運動障害）、失語、脳浮腫など | | |
| | 前駆症状として24時間以内に局所神経症状が回復する**一過性脳虚血発作（TIA）**の発症例が多い | 病変は数分以内に完成するため**TIAなど前駆症状は見られにくい** | |

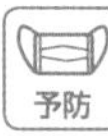


アテローム血栓性脳梗塞やラクナ梗塞など、血管に原因のある脳梗塞の再発予防には、アスピリンなどの抗血小板薬が有効である。
一方、心臓内での血栓形成はフィブリンが原因となるため、ワルファリンなどの血液凝固阻害薬を使用する。ワルファリンは、PT-INRをコントロールしないと出血傾向や効果減弱が見られるため、定期的に検査を受ける。

機序
指導

## Check list

**【副作用】**

抗血栓薬を服用していると出血しやすくなるため、以下の症状が現れていないかを確認する。

□ あざなどの皮下出血　□ 鼻血　□ 歯茎からの出血
□ 消化管出血が疑われる症状（腹痛・血便・黒便など）
□ 血尿　□ 頭蓋内出血の疑われる症状（頭痛・麻痺など）

これらの症状が現れた場合には、すぐに医師に相談するよう指導する。

**【相互作用】**

他の抗血栓薬やNSAIDsとの併用により、抗血栓作用が増強される場合がある。また、抗生物質や抗真菌薬等との相互作用で、作用が増強又は減弱される場合がある。患者には、お薬手帳を活用し、他の医療機関を受診したり薬局で薬（OTCを含む）を購入する場合には、抗血栓薬を服用していることを伝えるよう指導する。

**【生活習慣】**

患者は出血傾向にあるため、以下のことに注意するよう説明する。

□ 大きな怪我
□ シェーバーの使用（電気カミソリを使用するなど）
□ 手術や抜歯の際の事前申告

他の医療機関を受診する際には、抗血栓薬を服用していることを必ず伝えるよう指導する。

【アドヒアランス】

飲み忘れが多いと血栓形成リスクに、逆に多く飲んでしまった場合には出血リスクにつながる。アドヒアランスの低い患者では、1日1回タイプの薬に変更したり、他の薬と一包化するなど、飲み忘れ・飲み間違いを防ぐ工夫をする。飲み忘れた場合には、以下のように指導する。

□ 特に指示のある薬剤以外は、思い出した時点で1回分を服用する

□ 次の服用が近い場合には、その回の服用は見送る

不明点がある場合は、自己判断せず医師又は薬剤師に相談するよう伝える。

【高齢者への注意】

高齢者は薬の代謝・排泄能の個人差が大きいため、以下の項目を確認する。

□ 年齢　□ 体重　□ 腎・肝機能　□ 出血傾向

また、これまでと同じ用法・用量でも、加齢によって効果が強く出ることがあるため、こまめに確認し、医師と情報を共有する。

## よくあるQ&A



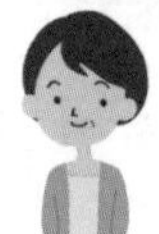

血液をサラサラにする薬を飲んでいる間は、納豆を食べてはいけないと聞きました。
他に注意する食べ物はありますか？

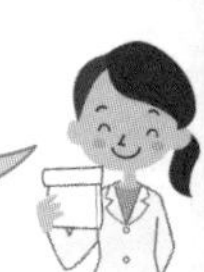

一口に“血液をサラサラにする薬”といっても、たくさんの種類があります。そのうちワルファリンという薬を飲んでいる場合のみ、納豆を食べるのを控えていただく必要があります。ワルファリンを服用中は、他にクロレラや青汁など、ビタミンKを多く含む食品の摂取は控えてください。他に、シロスタゾールなどを服用中はグレープフルーツジュース、ダビガトランやアピキサバン、リバーロキサバンなどを服用中はセイヨウオトギリソウを含むサプリメントは控えるようにしてください。

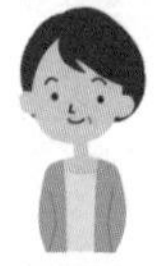

薬を飲んでいる期間、お酒を飲んでも大丈夫ですか？

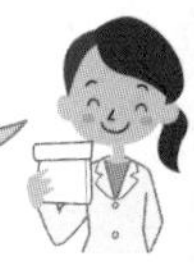

通常の量（ビール大びん1本、ウイスキー水割り2杯、酒1.5合）であれば、薬の作用に影響が及ぶことは少ないと考えられます。ただし、二日酔いなど体調を崩すような量を飲むことは控えてください。また、アルコールを飲んでからワルファリンを服用する場合は、6〜7時間以上間隔をあけてください。また、医師から飲酒制限などを指示されている場合には、必ずその指示に従ってください。

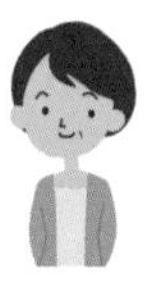

薬はいつまで飲まなければならないのですか？

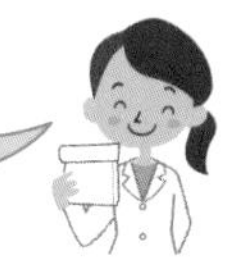

心筋梗塞や狭心症の手術を行った方や、脳梗塞を発症した方、心房細動のある方は、再び血の塊（血栓）ができるのを防ぐために、長期間飲み続ける必要があります。
ただし、今飲んでいる薬の種類や量がそのまま継続されるのではなく、段階に応じて減らしたり、変更される場合もあります。ご自身の体調や治療の経過について、医師とよく相談してください。



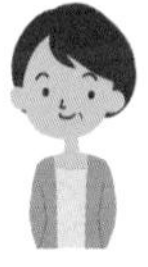

鼻血が止まらなくなってしまい、怖くなって飲むのをやめてしまいました。

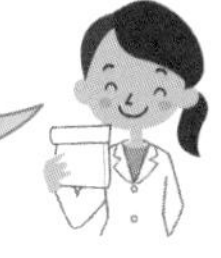

自己判断で服用を中止すると、再び血栓ができやすくなり、症状が悪化することがありますので、必ず医師に相談してください。鼻血や歯茎からの出血、あざなどの症状があると不安になるかもしれませんが、経過を見守ることで落ち着く場合がほとんどです。ただし、中には、脳の血管で出血が起こり、命の危険や重大な後遺症につながる場合があります。激しい頭痛や手足の麻痺、ろれつが回らないといった症状が現れた場合には、すぐに受診してください。

## 》作用機序

●貧血治療薬の標的部位

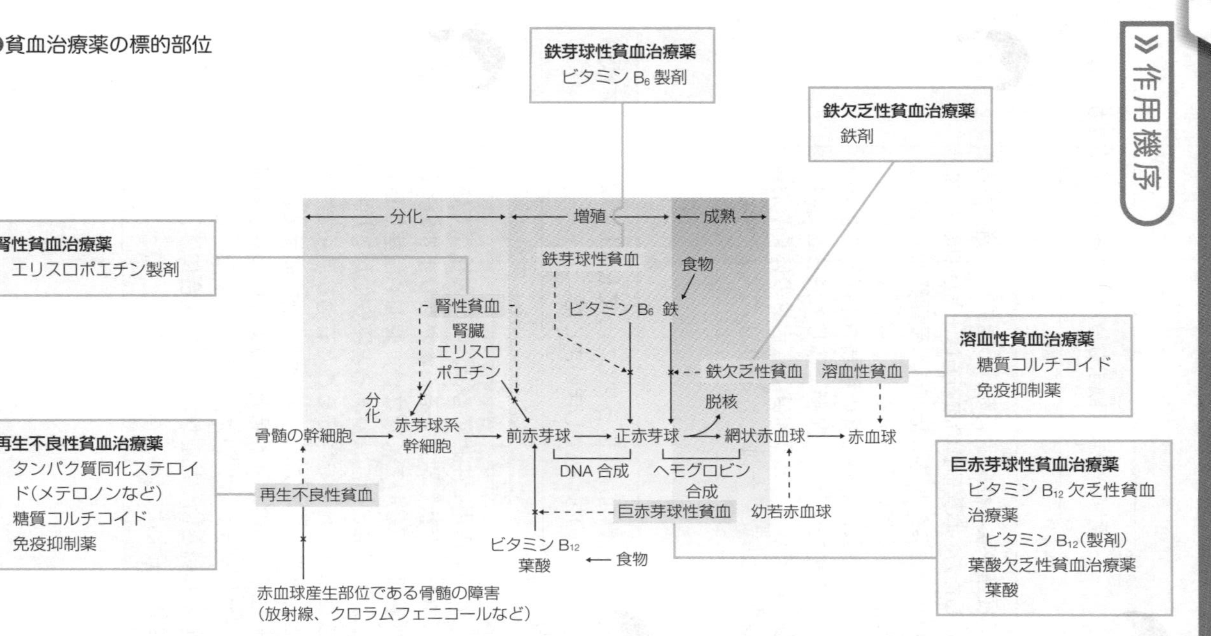

# 13 貧血治療薬

## ≫作用機序

● 貧血治療薬の標的的部位

**鉄欠乏性貧血治療薬**
鉄剤

**鉄芽球性貧血治療薬**
ビタミン B6 製剤

**溶血性貧血治療薬**
糖質コルチコイド
免疫抑制薬

**巨赤芽球性貧血治療薬**
ビタミン B12 欠乏性貧血
治療薬
ビタミン B12（製剤）
葉酸欠乏性貧血治療薬
葉酸

**腎性貧血治療薬**
エリスロポエチン製剤

**再生不良性貧血治療薬**
タンパク質同化ステロイ
ド（メテノロンなど）
糖質コルチコイド
免疫抑制薬

成熟

鉄欠乏性貧血

食物 → 鉄

溶血性貧血 ---→ 赤血球

脱核

網状赤血球

幼若赤血球

ヘモグロビン
合成

増殖

ビタミン B6

鉄芽球性貧血

正赤芽球

巨赤芽球性貧血

DNA 合成

前赤芽球

ビタミン B12
葉酸 ← 食物

腎臓
エリスロ
ポエチン

腎性貧血

分化

赤芽球系
幹細胞

骨髄の幹細胞

分
化

再生不良性貧血

赤血球産生部位である骨髄の障害
（放射線、クロラムフェニコールなど）

## 分類と商品名（剤形）

| 分類 | 一般名 | 商品名（剤形） |
|---|---|---|
| 鉄欠乏性貧血治療薬<br>鉄剤 | 硫酸鉄 | フェロ・グラデュメット（錠） |
| | クエン酸第一鉄ナトリウム | フェロミア（錠、顆粒） |
| | 溶性ピロリン酸第二鉄 | インクレミン（シロップ） |
| | フマル酸第一鉄 | フェルム（カプセル） |
| | 含糖酸化鉄 | フェジン（注射） |
| 巨赤芽球性貧血治療薬<br>ビタミン$B_{12}$欠乏性貧血治療薬 | ビタミン$B_{12}$（シアノコバラミン） | シアノコバラミン（注射） |
| | ヒドロキソコバラミン | マスブロン（注射）、フレスミンS（注射） |
| | メコバラミン | メチコバール（錠、細粒、注射） |
| | コバマミド | ハイコバール（カプセル） |
| 葉酸欠乏性貧血治療薬 | 葉酸 | フォリアミン（錠、散、注射） |
| 再生不良性貧血治療薬<br>タンパク質同化ステロイド | メテロノン | プリモボラン（錠、筋注） |
| 糖質コルチコイド | 添付文書参照 | 添付文書参照 |
| 免疫抑制薬 | シクロスポリン | ネオーラル（カプセル、内用液）、サンディミュン（内用液） |
| 溶血性貧血治療薬<br>糖質コルチコイド、免疫抑制薬 | 添付文書参照 | 添付文書参照 |
| 腎性貧血治療薬<br>エリスロポエチン製剤 | エポエチンアルファ | エスポー（注射、皮下注） |
| | エポエチンベータ | エポジン（注射、皮下注） |
| | ダルベポエチンアルファ | ネスプ（注射） |
| | エポエチンベータペゴル | ミルセラ（注射） |
| 低酸素誘導因子-プロリン水酸化酵素（HIF-PH）阻害薬 | ロキサデュスタット | エベレンゾ（錠） |
| | ダプロデュスタット | ダーブロック（錠） |
| | エナロデュスタット | エナロイ（錠） |
| | バダデュスタット | バフセオ（錠） |
| | モリデュスタット | マスーレッド（錠） |
| 鉄芽球性貧血治療薬 | ピリドキサールリン酸エステル | ピドキサール（錠、注射） |
| | ピリドキシン | ビタミン$B_6$（錠、散）、ビーシックス（注射）、ピリドキシン塩酸塩（注射） |

## 貧血に関連した検査項目

| 検査項目 | 説明 | 基準値（男性） | 基準値（女性） |
|---|---|---|---|
| 赤血球数（RBC） | 一定容積の血液中に含まれる赤血球の数で、1μL（$mm^3$）あたりの値で示す | 4.35〜5.55 × $10^6$/μL | 3.86〜4.92 × $10^6$/μL |
| 白血球数（WBC） | 感染防御や抗体産生に関与する | 3.3〜8.6 × $10^3$/μL | |
| 血小板数（PLT） | 血液凝固（止血作用）に関与する | 158〜348 × $10^3$/μL | |
| ヘモグロビン（Hb） | 一定体積の血液中におけるヘモグロビン量 | 13.7〜16.8g/dL | 11.6〜14.8g/dL |
| ヘマトクリット（Ht） | 一定容積の血液中に占める赤血球の容積比 | 40.7〜50.1% | 35.1〜44.4% |
| 平均赤血球容積（MCV） | 赤血球１個の大きさ | 83.6〜98.2fL | |
| 平均赤血球色素量（MCH） | 赤血球１個に含まれるヘモグロビン量 | 27.5〜33.2pg | |
| 平均赤血球ヘモグロビン濃度（MCHC） | 単位容積赤血球あたりのヘモグロビン濃度 | 31.7〜35.3g/dL | |
| 網赤血球数 | 末梢血中の赤血球における網赤血球の量 | 0.04〜0.08 × $10^6$/μL | |
| 血清鉄（Fe） | トランスフェリンと結合した鉄の量 | 50〜200μg/dL（比色法） | 40〜180μg/dL（比色法） |
| フェリチン | 鉄を貯蔵するタンパク質 | 13〜301ng/mL | 5〜178ng/mL |
| 総鉄結合能（TIBC） | 全てのトランスフェリンに結合しうる鉄の量 | 253〜365μg/dL（比色法） | 246〜410μg/dL（比色法） |
| 不飽和鉄結合能（UIBC） | トランスフェリンがあとどれだけ鉄と結合できるか | 104〜259μg/dL（比色法） | 108〜325μg/dL（比色法） |

## 貧血の種類とその原因及び治療薬

| 種類 | 小球性低色素性貧血 | | 正球性正色素性貧血 | | | 大球性正色素性貧血 |
|---|---|---|---|---|---|---|
| | 鉄欠乏性貧血 | 鉄芽球性貧血 | 再生不良性貧血 | 溶血性貧血 | 腎性貧血 | 巨赤芽球性貧血 |
| 原因 | ・鉄分喪失（出血）<br>・鉄需要の増加（妊娠）<br>・鉄分摂取不足（食事） | ビタミン$B_6$の欠乏 | 骨髄の機能低下（骨髄幹細胞への自己抗体産生） | ・赤血球崩壊亢進（赤血球への自己抗体産生）<br>・赤血球自体の異常 | 腎機能障害（エリスロポエチン産生低下） | ビタミン$B_{12}$、葉酸の欠乏 |
| 検査項目 | TIBC：↑<br>Fe：↓<br>フェリチン：↓ | TIBC：↓<br>Fe：↑<br>フェリチン：↑ | UIBC：↓<br>Fe：↑<br>フェリチン：↑ | UIBC：↓<br>LDH：↑<br>AST：↑ | エリスロポエチン：正常から低値 | 抗内因子抗体（＋）<br>抗胃壁細胞抗体（＋） |
| 治療薬 | 鉄剤 | ビタミン$B_6$製剤 | タンパク質同化ステロイド、糖質コルチコイド、免疫抑制薬 | 糖質コルチコイド、免疫抑制薬 | エリスロポエチン製剤、HIF-PH阻害薬 | ビタミン$B_{12}$製剤、葉酸 |

LDH：乳酸脱水素酵素

# 貧血患者へのアプローチ

## ●貧血とは

血液中の赤血球が減少した状態をさす。酸素と二酸化炭素を運搬するヘモグロビンの濃度が基準値を下回った場合と定義されている。WHOの基準では成人男性で13g/dL未満、成人女性で12g/dL未満を貧血としている。

| 種類 | 原因 | 特有症状の例 |
|---|---|---|
| 鉄欠乏性貧血 | 鉄の不足 | スプーン状爪<br>舌炎<br>口角炎 |
| 鉄芽球性貧血 | 鉄を十分に利用できない | 動悸、頻脈 |
| 溶血性貧血 | 赤血球の破壊が亢進 | 黄疸、脾腫 |
| 再生不良性貧血 | 骨髄にある造血幹細胞の異常により、赤血球、白血球、血小板が減少 | 皮下出血斑、歯肉出血 |
| 腎性貧血 | 腎機能低下によりエリスロポエチンが低下し、赤血球減少 | 末期腎不全患者や透析患者に頻出 |
| 巨赤芽球性貧血 | ビタミン$B_{12}$又は葉酸の欠乏による赤血球減少 | 疲れやすい、息切れ、しびれ |

自覚症状としては、ヘモグロビン濃度が低下しているために組織に酸素が不足している状態から起こる症状（疲れやすい、めまい、頭痛、狭心痛など）と、酸素が不足している状態を補うための症状（息切れ、動悸、頻脈）などが見られる。また、周囲の人から見て、顔色（血色）が悪いなどの症状が認められる。

分類

・平均赤血球容積（MCV）：赤血球1個あたりの大きさ（fL）

小球性　＜正球性　＜大球性
（＜80）（80～100）（100＜）

・平均赤血球ヘモグロビン濃度（MCHC）：赤血球中のヘモグロビン濃度（%）

低色素性＜正色素性＜高色素性
（＜30）（30～35）（35＜）

| | 低色素性 | 正色素性 | 高色素性 |
|---|---|---|---|
| 小球性 | 小球性低色素性<br>・鉄欠乏性貧血<br>・鉄芽球性貧血 | — | — |
| 正球性 | — | 正球性正色素性<br>・溶血性貧血<br>・再生不良性貧血<br>・腎性貧血 | — |
| 大球性 | — | 大球性正色素性<br>・巨赤芽球性貧血 | — |

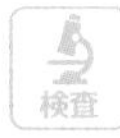

## ●検査値から見る貧血

| 分類 | 項目 | 高値 | 低値 |
|---|---|---|---|
| 血算 | 赤血球数（RBC） | ― | 貧血全般 |
| | ヘモグロビン（Hb） | ― | 貧血全般 |
| | ヘマトクリット（Ht） | ― | 貧血全般 |
| | 白血球数 | ― | 再生不良性貧血 |
| | 血小板数 | 鉄欠乏性貧血 | 再生不良性貧血 |
| | MCV<br>MCH<br>MCHC | 巨赤芽球性貧血 | 鉄欠乏性貧血<br>鉄芽球性貧血 |
| | 網赤血球数 | 鉄欠乏性貧血<br>溶血性貧血 | 再生不良性貧血 |
| 生化学一般 | AST | 溶血性貧血 | ― |
| | 間接ビリルビン | 溶血性貧血 | ― |
| 鉄関連 | 血清鉄 | 鉄芽球性貧血 | 鉄欠乏性貧血 |
| | 総鉄結合能 | 鉄欠乏性貧血 | 鉄芽球性貧血 |
| | 血清フェリチン | 鉄芽球性貧血 | 鉄欠乏性貧血 |
| 検尿 | 尿ウロビリノーゲン | 溶血性貧血 | ― |
| 疾患特異的 | エリスロポエチン | ― | 腎性貧血 |

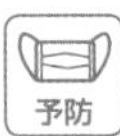

**鉄の食事摂取基準**

成人男性：7.5mg、成人女性：月経あり（10.5mg、月経なし6.5mg）

### ●ヘム鉄を多く含む食品（動物性食品に多い、吸収率が高い）

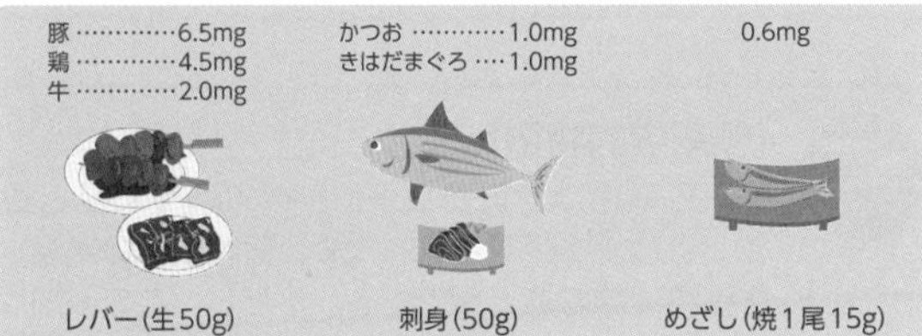
豚 …………6.5mg
鶏 …………4.5mg
牛 …………2.0mg
かつお …………1.0mg
きはだまぐろ ….1.0mg
0.6mg
レバー(生50g)
刺身(50g)
めざし(焼1尾15g)

### ●非ヘム鉄を多く含む食品（植物性食品に多い、吸収率が低い）

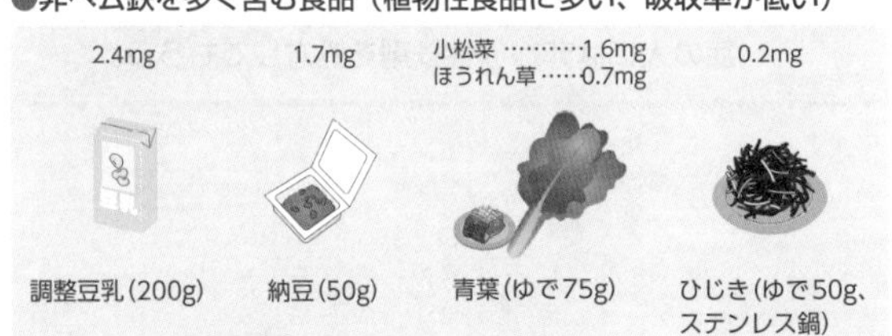

## Check list

**【相互作用】**

鉄剤は、以下の薬物と併用すると高分子鉄キレートを形成し、吸収が阻害されるため、確認する。

□ セフジニル
□ ニューキノロン系抗菌薬
□ テトラサイクリン系抗菌薬
□ 甲状腺ホルモン製剤

これらの薬物を服用している場合、服用間隔をあけるよう指導する。

**【併用薬】**

貧血の治療が開始された場合、鉄剤との相互作用のチェックも含め、必ず併用薬を確認する。

□ 抗悪性腫瘍薬
□ てんかん治療薬（フェニトイン、バルプロ酸ナトリウムなど）
□ 糖尿病治療薬（メトホルミン、アカルボースなど）
□ 消化性潰瘍治療薬（ファモチジン、ランソプラゾール、ラベプラゾールなど）

これらの薬物を服用している場合、疑義照会し、処方薬を再検討する。

**【製剤学的特徴】**

徐放性鉄剤は、胃から腸にかけてゆっくりと鉄を放出して、少しずつ吸収されるため、胃粘膜への刺激は少なく、**空腹時**に飲むことができる。ただし、この製剤は胃酸がないと効果がないため、胃の切除を受けた人には使えない。**胃を切除した人**や胃酸の分泌が低下している**高齢者**、**低酸症**の人には非徐放性鉄剤を処方してもらう。

【生活習慣】
月経や消化性潰瘍などによる**出血**や、**腎機能の低下、大量の飲酒**などは貧血の原因になる。月経周期や便の色、胃痛、浮腫などの体調や、飲酒習慣などのライフスタイルについても確認する。

【ワクチン接種】
シクロスポリンを服用中の患者には、生ワクチン（麻しん、風しんなど）の接種は禁忌である。ワクチン接種をする際には医師に相談するよう指導する。

## よくある Q&A

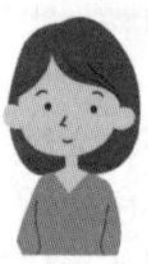

鉄剤はいつまで服用すればよいですか？

貧血を起こす原因の基礎疾患がなければ、ヘモグロビン値は2ヶ月以内に改善が期待できます。ヘモグロビン値が回復しても3～6ヶ月は鉄剤の内服を続けます。貯蔵鉄が満たされていない状態で服用を中止すると、貧血再発のリスクが高くなります。

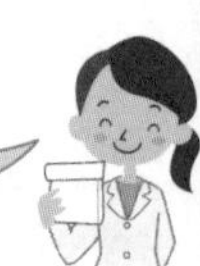

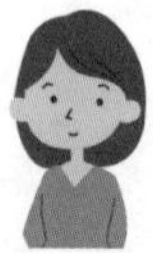

鉄剤をお茶で飲んでもよいですか？

タンニンが鉄剤の吸収に影響を与えることは確かです。しかし鉄剤に含まれる鉄の量は通常1日100mgであり、これは生理的に吸収される量の100倍のため、お茶に含まれる程度のタンニンでは影響はほとんどないと考えられます（添付文書上では、タンニン酸を含有する食品は併用注意となっています）。

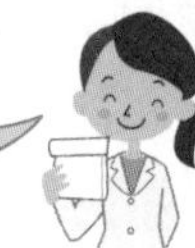

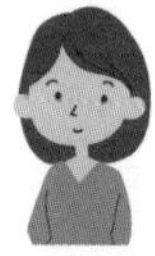

鉄剤の服用で歯が着色（茶褐色）してしまいました。もう戻らないのでしょうか？

口の中に残った鉄が酸化して、一時的に着色することがあります。重曹等で歯磨きを行ってみてください。

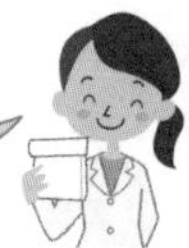

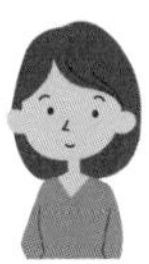

食事ではどんなことに注意すればよいでしょうか？

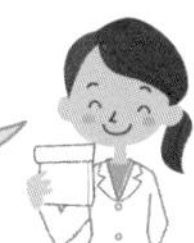

鉄を多く含む食品（レバー、海藻や緑黄色野菜、牡蠣、あさりなど）を積極的にとりましょう。血液をつくるには、鉄だけでなく、タンパク質、ビタミン$B_{12}$（レバー、貝類、卵黄など）や葉酸（ドライフルーツや緑黄色野菜など）も欠かせません。また、酸味（酢、梅干し）や香辛料などの刺激物は胃酸の分泌を高め、鉄の吸収を高めるので適量をとるようにしましょう。

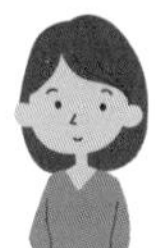

ビタミンCと一緒に飲むと吸収がよくなるのですか？

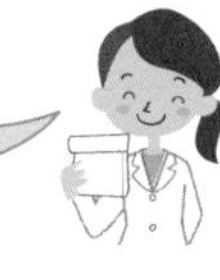

一部の鉄剤では、酸性の方が吸収がよくなることが知られているため、ビタミンCを一緒に飲むように指示される場合があります。一方で、そうした酸性の影響を受けない製剤（クエン酸第一鉄）もあります。

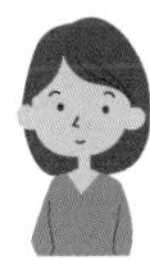

鉄剤を飲んでも貧血症状がよくなりません。

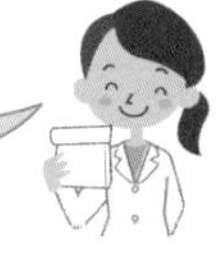

貧血の原因は、鉄分不足以外にも、ビタミン不足や骨髄、腎臓の病気などが原因となっていることがあります。また、内臓などからの出血がある場合にも、なかなか貧血が改善しないことがあります。治療を開始して1～2ヶ月経過しても症状が改善しない場合には、医師に相談してみてください。

## 》作用機序

●利尿薬の作用機序

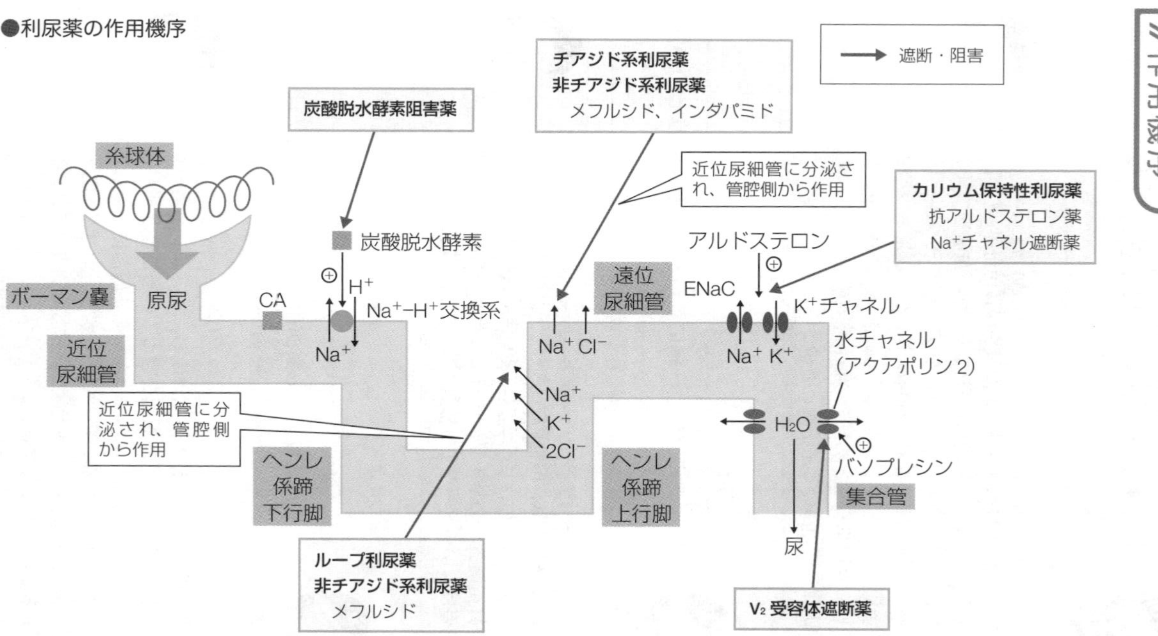

## 分類と特徴

| 分類 | 利尿効果 | 降圧効果 | 副作用 | 特徴 |
|---|---|---|---|---|
| 炭酸脱水酵素阻害薬 | 弱 | 弱 | 低カリウム血症、代謝性アシドーシス、アルカリ尿 | 緑内障やてんかんなどの治療薬としても使用される |
| ループ利尿薬 | 強 | 弱 | 低カリウム血症、高尿酸血症、高血糖症、聴覚障害（耳鳴、難聴） | ・トラセミドは、抗アルドステロン作用を有するため、フロセミドと比較して低カリウム血症を起こしにくい<br>・アミノグリコシド系抗菌薬やシスプラチンなどとの併用で腎障害、聴覚障害が増強されることがある<br>・強力な利尿作用をもつが、抵抗性を生じやすい |
| チアジド系利尿薬 | 弱 | 強 | 低カリウム血症、高血糖症、高尿酸血症、光線過敏症、高カルシウム血症 | 腎臓での$Ca^{2+}$の再吸収を増加させるため、高血圧症に骨粗しょう症を合併した症例に使用される |
| 非チアジド系利尿薬 | — | — | 低カリウム血症、高血糖症、高尿酸血症 | 添付文書参照 |
| カリウム保持性利尿薬　抗アルドステロン薬 | 弱 | 中 | 高カリウム血症、女性化乳房 | ・アンドロゲン受容体とプロゲステロン受容体への結合を介して女性化乳房を起こすと考えられている。ただし、エプレレノンはスピロノラクトンと比較して性ホルモン関連副作用が少ないとされている<br>・他の利尿薬で生じた低カリウム血症の補正に適する |
| $Na^+$チャネル遮断薬 | — | — | 高カリウム血症 | 他の利尿薬で生じた低カリウム血症の補正に適する |
| 心房性ナトリウム利尿ペプチド（ANP）製剤 | — | — | 血圧低下 | 急性心不全（慢性心不全の急性増悪期を含む）に使用される |
| $V_2$受容体遮断薬 | 強 | 弱 | 高ナトリウム血症<br>浸透圧性脱髄症候群 | ・選択的に水を排泄し、電解質排泄の増加を伴わない利尿作用（水利尿作用）を示す。急激な水利尿によって引き起こされる症状について警告が出ている<br>・心不全のループ利尿薬抵抗性の体液貯留の改善に用いられる |
| 浸透圧性利尿薬 | 弱〜中 | 弱 | 電解質異常 | 非電解質であるため、糸球体で自由にろ過される |

## 分類と商品名（剤形）

| 分類 | 一般名 | 商品名（剤形） | $T_{1/2}$（hr） | $T_{max}$（hr） |
|---|---|---|---|---|
| 炭酸脱水酵素阻害薬 | アセタゾラミド | ダイアモックス（錠、末） | 5mg/kg：10-12 | 5mg/kg：2-4 |
| | アセタゾラミドナトリウム | ダイアモックス（注射） | — | — |
| ループ利尿薬 | フロセミド | ラシックス（錠、注射） | 40mg錠：0.35 | 40mg錠：1-2 |
| | トラセミド | ルプラック（錠） | 5mg：2.4（β） | 5mg：0.8 |
| | アゾセミド | ダイアート（錠） | 60mg：2.6 | 60mg：3.3 |
| チアジド系利尿薬 | ヒドロクロロチアジド | ヒドロクロロチアジド（錠、OD錠） | 25mg：8.55<br>25mgOD錠：9.06 | 25mg：2.56<br>25mgOD錠：2.00 |
| | トリクロルメチアジド | フルイトラン（錠） | 1mg：1.58<br>2mg：1.63 | 1mg：2.000<br>2mg：1.750 |
| | ベンチルヒドロクロロチアジド | ベハイド（錠） | — | — |
| 非チアジド系利尿薬 | メフルシド | バイカロン（錠） | 25mg：10.4、12.5<br>50mg：2.9-11.4 | 25mg：2、2.5<br>50mg：1.5-5.5 |
| | インダパミド | ナトリックス（錠） | 1mg：13.2<br>2mg：19.8 | 1mg：1.7<br>2mg：1.9 |
| | | テナキシル（錠） | 1mg：13.2<br>2mg：19.8 | 1mg：1.7<br>2mg：1.9 |

| | | | | |
|---|---|---|---|---|
| カリウム保持性利尿薬<br>抗アルドステロン薬 | スピロノラクトン | アルダクトン（錠、細粒） | 100mg錠：1.8（$\alpha$）<br>100mg錠：11.6（$\beta$） | 100mg錠：2.8 |
| | カンレノ酸カリウム | ソルダクトン（注射） | 分布相：0.84<br>排泄相：9.22 | — |
| | エプレレノン | セララ（錠） | 3.0–5.0 | 1.6–2.7 |
| | エサキセレノン | ミネブロ（錠、OD錠） | 18.6 | 3.0 |
| Na$^+$チャネル遮断薬 | トリアムテレン | トリテレン（カプセル） | 200mg：1.5–2 | 200mg：2–4 |
| 心房性ナトリウム利尿ペプチド（ANP）製剤 | カルペリチド | ハンプ（注射） | 6μg/kg：0.047（$\alpha$）<br>6μg/kg：0.42（$\beta$）<br>※急性心不全患者に投与時 | — |
| $V_2$受容体遮断薬 | トルバプタン | サムスカ（OD錠、顆粒） | 7.5mg：6.0<br>15mg：5.9<br>※SIADH患者に投与時 | 7.5mg：2.0<br>15mg：2.0<br>※SIADH患者に投与時 |
| 浸透圧性利尿薬 | D-マンニトール | マンニットT（注射） | — | — |
| | | 20%マンニットール（注射） | 10mL/kg：1.00<br>※雑種成猫に投与時 | — |
| | イソソルビド | イソバイド（シロップ） | 30mL：8.21（絶食時）<br>30mL：8.16（摂食時） | 30mL：1.04（絶食時）<br>30mL：1.42（摂食時） |

# ▷ 利尿薬　患者へのアプローチ

## ●浮腫とは

体液量の増加による間質の腫脹であり、局所性と全身性に分類される。体内に過剰に増えた水分を尿として体の外に出すために利尿薬を使用することがある。利尿薬は、**心不全**、**腎不全**、肝硬変、高血圧症などの治療にも用いられる。

原因

### ●浮腫を引き起こす原因

| 分類 | 原因 | |
|---|---|---|
| 局所性浮腫 | 静脈又はリンパ管の閉塞によるもの | |
| | 血管性 | 血栓性静脈炎、静脈閉塞 |
| | リンパ性 | 慢性リンパ管炎、リンパ管閉塞、フィラリア症 |
| | 熱傷性 | 熱傷、蜂窩織炎、蕁麻疹 |
| 全身性浮腫 | 大部分は、心疾患、腎疾患、肝疾患又は、栄養障害によるもの | |
| | 心疾患 | うっ血性心不全 |
| | 肝疾患 | 肝硬変、門脈圧亢進症 |
| | 腎疾患 | 腎不全、ネフローゼ症候群、急性糸球体腎炎 |
| | 内分泌性 | 粘膜水腫、クッシング症候群、アルドステロン症 |
| | 妊娠関連 | 妊娠中毒症 |
| | 栄養障害 | 吸収不良症候群、悪液質 |
| | 薬物性 | 非ステロイド性抗炎症薬<br>ホルモン薬：副腎皮質ステロイド性薬、エストロゲン製剤<br>甘草を含むもの：グリチルリチン、甘草含有漢方薬<br>その他：降圧薬（$Ca^{2+}$チャネル遮断薬、ACE阻害薬）、糖代謝改善薬 |
| | 原因不明 | 特発性浮腫 |

自分で気づきやすい症状として、以下のようなものがある。

- まぶたが重い、腫れぼったい
- 手足がだるい
- 物が握りにくい
- 指輪がとれない
- 靴が履けない

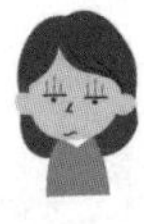

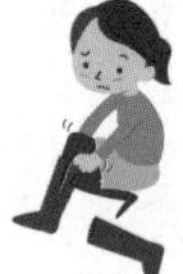

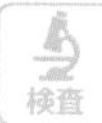

臨床症状や医療面接、身体診察によって診断される。身体診察では圧痕の有無を確認する。指で数秒間強く押したあとに圧痕が残る圧痕性浮腫と、圧痕が残らない非圧痕性浮腫がある。圧痕性浮腫は間質の水分貯留を原因とし、ネフローゼ症候群、肝硬変、心不全で見られる。一方、非圧痕性浮腫は間質のタンパク濃度が増加するリンパ浮腫やムコポリサッカライドが増加する甲状腺機能低下症で見られる。

対症的に利尿薬を用いることがある。

●尿の生成と排泄に関わる器官

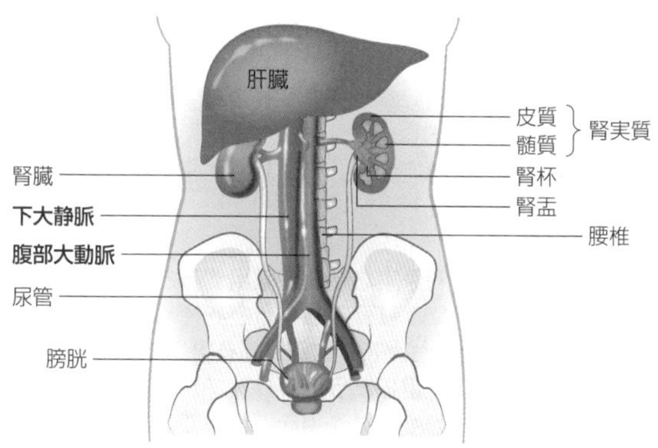


**腹部大動脈**から左右の腎臓へ動脈血が供給され、腎臓の中で尿がつくられる。尿は尿管から尿道を通って排泄される。また、左右の腎臓からの静脈血はそれぞれの腎臓を出て、**下大静脈**に合流する。

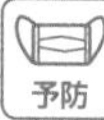

日常生活でできる予防法として、以下のようなものがある。

- 体を動かす
- 風呂につかる
- 適度に水分をとる
- 塩分を控える
- タンパク質、ビタミン、ミネラルの豊富な食事をとる

## Check list

### 【副作用】

**〈電解質異常〉**

ループ利尿薬やチアジド系利尿薬では、低カリウム血症の副作用が起こりやすい。低カリウム血症が疑われる以下の症状の有無について確認する。

□ 口渇　□ 多飲　□ 多尿　□ 全身の倦怠感
□ しびれ（テタニー）　□ 筋肉痛

また、カリウム含有食品の摂取不足や下痢などの状態では特に注意が必要である。逆に、カリウム保持性利尿薬では高カリウム血症が起こりやすいため、以下の症状の有無について確認する。

□ 胃腸症状（悪心・嘔吐など）　□ しびれ　□ 脱力感

**〈高尿酸血症〉**

ループ利尿薬やチアジド系利尿薬の服用中は、高尿酸血症をきたすことがある。また、ループ利尿薬では低カルシウム血症を、チアジド系利尿薬では高カルシウム血症に注意が必要である。

**〈骨粗しょう症〉**

ループ利尿薬を長期間服用すると、血清カルシウム濃度の低下により骨粗しょう症を招くおそれがあるため、特に高齢女性が長期に服用する場合には注意が必要である。
逆に、骨粗しょう症のリスクがある患者には、血清カルシウム濃度上昇作用を期待して、チアジド系利尿薬を積極的に使用する。
利尿薬を服用中は、定期的に血清の電解質をチェックするよう心がける。

**〈脱水症状・熱中症〉**

利尿薬を服用中は、利尿薬の水分や電解質の排泄作用により脱水症状や熱中症になりやすい。特に心不全や腎機能障害などの水分制限や塩分制限を受けている患者では、そのリスクはさらに大きくなる。エアコンを上手に利用し、高温多湿な環境を極力避けるなどの工夫をするよう指導する。また、気温が高い日や、湿度が高い環境では、脱水状態を予防するため、適度な水分と電解質（塩分）の摂取を心がけるよう伝える。

副作用が疑われる場合には、医師又は薬剤師に相談するよう指導する。

【生活習慣】

利尿薬で塩分や水分の排泄を促しても、食事から塩分を多くとると、体内の水分量を十分減らすことができないため、医師から指示された**塩分摂取量**を守った食生活ができるようなアドバイスを心がける。
また、体内の水分量を把握するためには、体重をチェックすることが有効である。毎日決まった時間に**体重を測定**し、記録するよう指導する。

## よくある Q&A

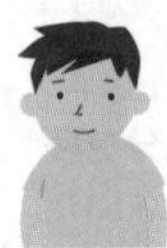

薬を飲み忘れたときはどうしたらよいですか？

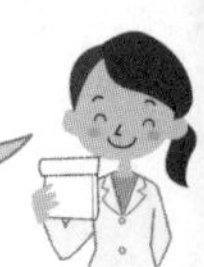

体内の水分量をコントロールするために、毎日の服薬は大変重要です。思い出した時点で服用してください。ただし、短時間作用型のループ利尿薬など一部の薬では、夕方以降に服薬すると、夜間のトイレが近くなり、睡眠不足になったり、トイレに起きた際の転倒につながるなどのおそれがあります。不安なときは自分で判断せず、医師や薬剤師にご相談ください。

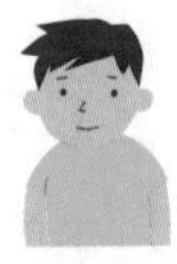

薬を飲み始めてから胸が張るような感じがするのですが、薬の副作用でしょうか？

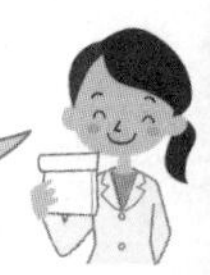

スピロノラクトンは、薬の骨格が女性ホルモンと似ているため、女性化乳房などの副作用が報告されています。女性に限らず、男性でも胸が張ったり、乳汁が出るなどの症状が見られることがあります。また、女性の場合には生理不順などが起こることもあります。服薬を中断すれば症状は改善しますので、気になる症状があれば、医師に相談してください。

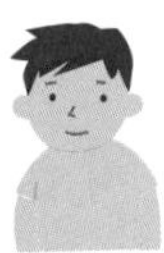

症状が悪化したわけではないのに、利尿薬の種類が増えてしまいました。なぜですか？

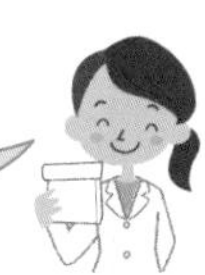

ループ利尿薬という種類の薬は、心不全による浮腫への効果がとても期待できるため、よく使われています。一方で、長期間服用を続けると、徐々に効き目が弱くなることがあります。その際、少量の別の種類の利尿薬を併用することで、ループ利尿薬の効果を再び強くすることが期待できます。そのため、症状に変化がなくても、今後の症状のコントロールのため、利尿薬の種類が増えることがあります。

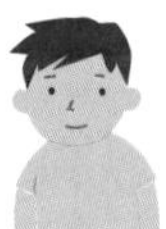

飲合せのよくない薬はありますか？

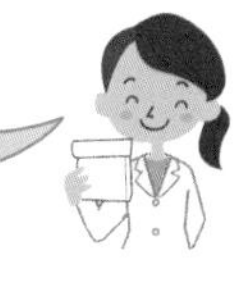

ジクロフェナクやロキソプロフェンなどの痛み止めは、体内の水分量を増やし、浮腫などの症状を悪化させることがあるため、服用前に必ず医師に相談してください。痛み止めでも、アセトアミノフェンは影響が少ないといわれています。
また、利尿薬の種類によって、一部の抗生物質や副腎皮質ステロイド性薬、不整脈の薬など、飲合せのよくない薬があります。例えば、ループ利尿薬とセフェム系抗菌薬の併用などがあげられます。お薬手帳を活用して、現在服用している薬を医師や薬剤師にお知らせください。

## 》作用機序



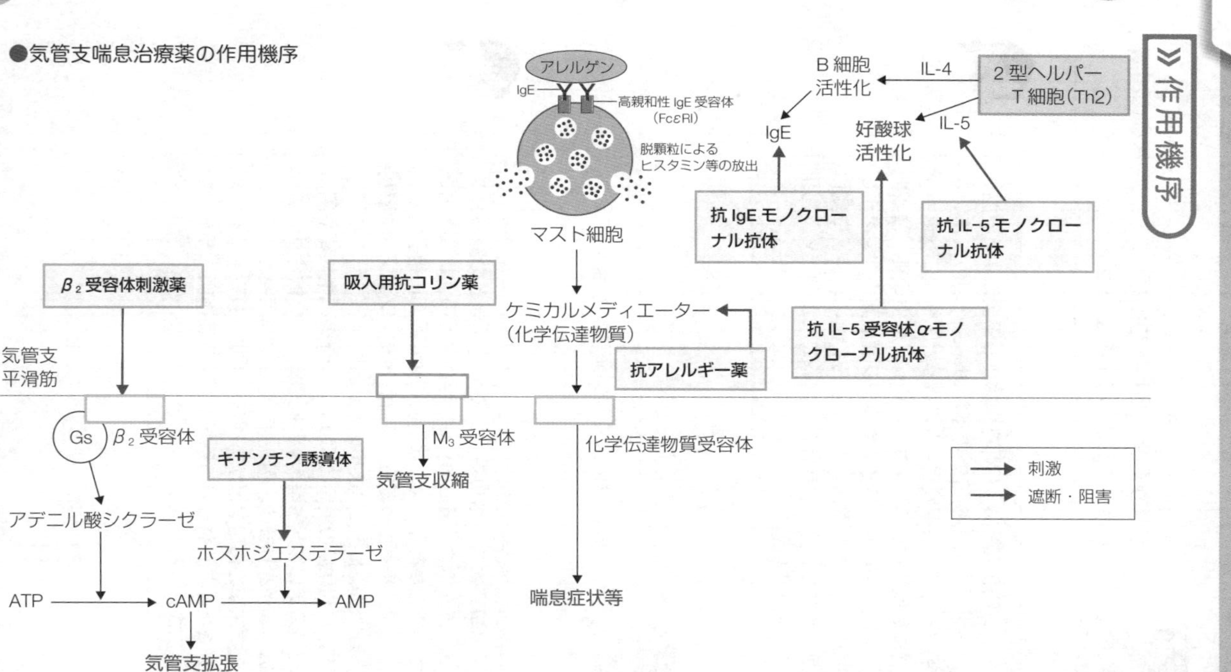

●気管支喘息治療薬の作用機序

## 吸入剤の使い方

| | 加圧噴霧式定量吸入器（pMDI） | ドライパウダー定量吸入器（DPI） |
|---|---|---|
| 吸入前 | ・容器をよく振る<br>・吸入直前に息を吸い込まない（ゆっくりと息を吸い込むため） | ・確実に1回分が吸入できるようにセットする<br>・吸入前に息を吐いておく（勢いよく吸い込むため） |
| 吸入時 | 5～6秒以上かけ、深くゆっくりと吸い込む | できる限り勢いよく吸い込む（一部の薬剤で深くゆっくりと吸い込むものもある） |
| 吸入後 | ・5～10秒程度息をとめる（肺内沈着を高めるため）<br>・できる限りゆっくり息を吐く<br>・続けて吸入する場合は30～60秒程度時間間隔をあける<br>・吸入後はうがい（ステロイド等）をする | ・軽く息をとめる<br>・できる限りゆっくり息を吐く<br>・吸入動作を繰り返す場合は間隔をあけずに続けて行ってもよい<br>・吸入後はうがい（ステロイド等）をする |
| 吸入器 | 〈エアゾール／インヘラー〉 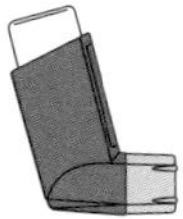<br>〈レスピマット〉 | 〈ディスカス〉 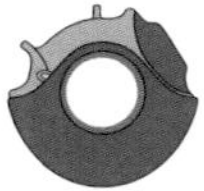<br>〈タービュヘイラー〉<br>〈ハンディヘラー〉<br>〈スイングヘラー〉 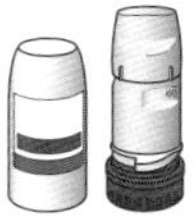<br>〈ロタディスク〉 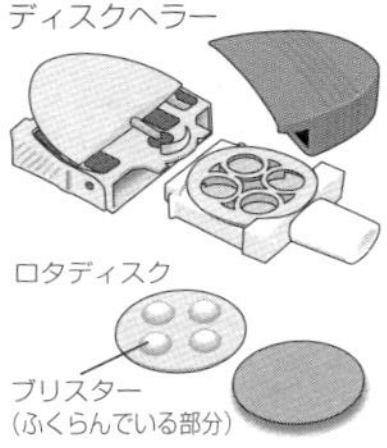 ディスクヘラー / ロタディスク / ブリスター（ふくらんでいる部分）<br>※現物と色は異なる |

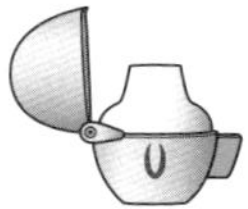

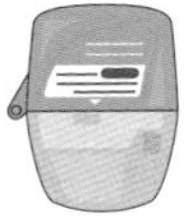

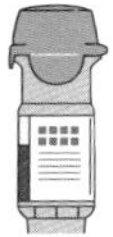

※pMDIを使用するときは、スペーサー（吸入補助器）を使用することがある

## 分類と商品名（剤形）

| 分類 | 一般名 | 商品名（剤形） | 吸入器具 |
|---|---|---|---|
| $\beta_2$受容体刺激薬 | トリメトキノール* | イノリン（錠、散、シロップ、吸入） | — |
| | サルブタモール | ベネトリン（錠、シロップ、吸入液） | — |
| | | サルタノール（吸入） | インヘラー |
| | テルブタリン | ブリカニール（錠、シロップ、皮下注） | — |
| | プロカテロール | メプチン（錠、顆粒、シロップ、DS、吸入、吸入液） | エアゾール、スイングヘラー |
| | フェノテロール | ベロテック（吸入） | エアゾール |
| | サルメテロール | セレベント（吸入） | ロタディスク、ディスカス |
| | ツロブテロール | ホクナリン（錠、DS、テープ） | — |
| | クレンブテロール | スピロペント（錠） | — |
| キサンチン誘導体 | テオフィリン | テオロング（錠） | — |
| | | テオドール（錠、顆粒） | — |
| | アミノフィリン | ネオフィリン（錠、注射、原末） | — |
| | プロキシフィリン | モノフィリン（錠、注射、原末） | — |
| 吸入用抗コリン薬 | イプラトロピウム | アトロベント（吸入） | エアゾール |
| | チオトロピウム | スピリーバ（吸入） | レスピマット |
| | | スピリーバ（吸入カプセル） | ハンディヘラー |

*第一世代

| | | | |
|---|---|---|---|
| 副腎皮質ステロイド性薬 | ベクロメタゾンプロピオン酸エステル | キュバール（吸入） | エアゾール |
| | フルチカゾンプロピオン酸エステル | フルタイド（吸入） | ロタディスク、ディスカス、エアゾール |
| | デキサメタゾン | デカドロン（錠、エリキシル、注射） | — |
| | プレドニゾロン | プレドニン（錠、注射） | — |
| | ブデソニド | パルミコート（吸入、吸入液） | 吸入：タービュヘイラー |
| | シクレソニド | オルベスコ（吸入） | インヘラー |
| 抗IgEモノクローナル抗体 | オマリズマブ | ゾレア（皮下注） | — |
| 抗IL-5モノクローナル抗体 | メポリズマブ | ヌーカラ（皮下注） | — |
| 抗IL-5受容体αモノクローナル抗体 | ベンラリズマブ | ファセンラ（皮下注） | — |
| 抗ヒトIL-4/13受容体モノクローナル抗体 | デュピルマブ | デュピクセント（皮下注） | — |

## ●現場でよく目にする配合吸入剤

| 一般名 | 商品名 | 吸入器具 |
|---|---|---|
| サルメテロールキシナホ酸塩／フルチカゾンプロピオン酸エステル | アドエア | ディスカス、エアゾール |
| ブデソニド／ホルモテロールフマル酸塩水和物 | シムビコート | タービュヘイラー |
| フルチカゾンプロピオン酸エステル／ホルモテロールフマル酸塩水和物 | フルティフォーム | エアゾール |
| ビランテロールトリフェニル酢酸塩／フルチカゾンフランカルボン酸エステル | レルベア | エリプタ |
| インダカテロール酢酸塩／モメタゾンフランカルボン酸エステル | アテキュラ | ブリーズヘラー |
| インダカテロール酢酸塩／グリコピロニウム臭化物／モメタゾンフランカルボン酸エステル | エナジア | ブリーズヘラー |
| フルチカゾンフランカルボン酸エステル／ウメクリジニウム臭化物／ビランテロールトリフェニル酢酸塩 | テリルジー | エリプタ |

2剤配合　3剤配合

## ▷ 気管支喘息患者へのアプローチ

### ●気管支喘息とは

気道に**炎症**が起きることで**気道が狭く**なり、咳や喘鳴（ゼーゼー、ヒューヒューという音）、呼吸困難が生じる病気である。気道が狭くなった状態は治療することでもとに戻るが、治療をしないと繰り返す炎症によって気道の構造が変化し、もとに戻らなくなる。

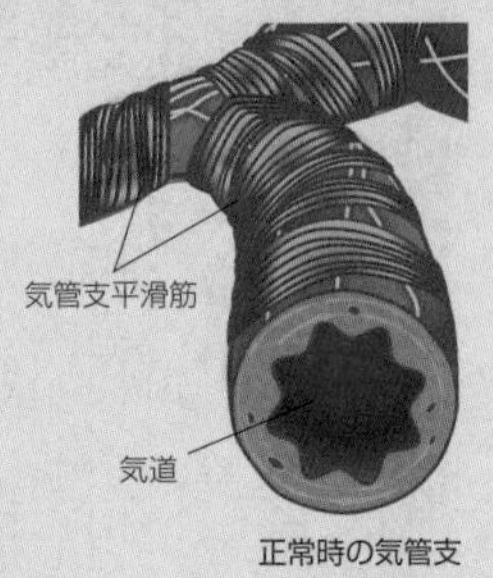

正常時の気管支

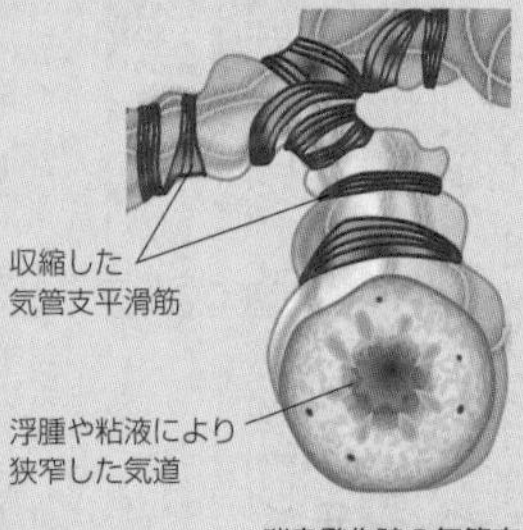

喘息発作時の気管支

分類

| | アトピー型（外因型） | 非アトピー型（内因型） |
|---|---|---|
| 疫学 | 小児喘息患者に多い | 年齢上昇とともに増加 |
| 発生因子 | I 型アレルギー | 喫煙、肥満 |
| 遺伝的素因 | あり | なし |
| 発症年齢 | ほとんどが小児期 | 多くは成人期 |

発作を引き起こすものとして次のようなものがある。

- アレルゲン（ダニ、ハウスダスト、ペット）
- 運動・過換気
- 喫煙
- 飲酒
- 気温・気圧
- ストレス
- 薬物　など

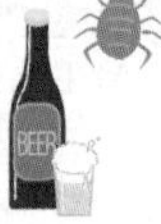


症状

| 症状 | 特徴 |
|---|---|
| **発作性呼吸困難** | ・喘息を伴う呼気性呼吸困難<br>・発作は深夜～早朝に多い<br>・秋＞春＞冬＞夏の順に多い（季節の変わり目に多い） |
| **重症時** | ・起坐呼吸<br>・チアノーゼ：動脈血酸素飽和度（$SaO_2$）低下により、口唇や口腔粘膜が青紫色に変化する |

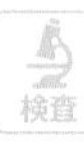


| 検査 | 特徴 |
|---|---|
| 血液検査 | 外因型喘息では好酸球、IgEが高値（内因型では正常） |
| 喀痰 | 好酸球増多 |
| アレルゲン検査 | 〈即時型反応の検索〉<br>・スクラッチテスト：抗原液を皮膚に滴下して、針で掻爬する<br>・皮内テスト：抗原液を皮内注射し、約20分後に判定する<br>〈遅延型反応の検索〉<br>・貼付試験（パッチテスト）：抗原物質を皮膚に貼付する |
| 動脈血ガス分析 | ・重症例では肺胞換気の低下による呼吸性アシドーシスが認められる<br>・$PaCO_2$上昇 |
| 呼吸機能検査 | ・発作時1秒率低下<br>・発作時1秒量低下<br>・発作時ピークフロー（PEF）値低下<br>●フローボリューム曲線とピークフロー値<br>ピークフロー値はピークフローメータで測定<br>フローボリューム曲線はスパイロメータで測定<br>呼気気流速度（$\dot{V}$）<br>ピークフロー値<br>フローボリューム曲線<br>肺気量 |
| 気道過敏性測定 | ヒスタミン、アセチルコリン、メサコリンなどを吸入させ、吸入後の1秒量がテスト前に比べて20%低下したときの薬剤濃度を閾値とする |

| | | 治療ステップ1 | 治療ステップ2 | 治療ステップ3 | 治療ステップ4 |
|---|---|---|---|---|---|
| 長期管理薬 | 基本治療 | ICS(低用量) | ICS(低〜中用量) | ICS(中〜高用量) | ICS(高用量) |
| | | 上記が使用できない場合、以下のいずれかを用いる<br>LTRA<br>テオフィリン徐放製剤<br>※症状が稀なら必要なし | 上記で不十分な場合に以下のいずれか1剤を併用<br>LABA<br>（配合剤使用可）<br>LAMA<br>LTRA<br>テオフィリン徐放製剤 | 上記に下記のいずれか1剤、あるいは複数を併用<br>LABA<br>（配合剤使用可）<br>LAMA<br>（配合剤使用可）<br>LTRA<br>テオフィリン徐放製剤<br>抗IL-4Rα抗体 | 上記に下記の複数を併用<br>LABA<br>（配合剤使用可）<br>LAMA<br>（配合剤使用可）<br>LTRA<br>テオフィリン徐放製剤<br>抗IgE抗体<br>抗IL-5抗体<br>抗IL-5Rα抗体<br>抗IL-4Rα抗体<br>経口ステロイド薬<br>気管支熱形成術 |
| | 追加治療 | アレルゲン免疫療法<br>（LTRA以外の抗アレルギー薬） | | | |
| 増悪治療 | | SABA | SABA | SABA | SABA |

ICS：吸入ステロイド薬、LABA：長期間作用性$\beta_2$刺激薬、LAMA：長時間作用性抗コリン薬、LTRA：ロイコトリエン受容体拮抗薬、SABA：短時間作用性吸入$\beta_2$刺激薬、抗IL-5Rα抗体：抗IL-5受容体α鎖抗体、抗IL-4Rα抗体：抗IL-4受容体α鎖抗体

（参考：日本アレルギー学会．アレルギー総合ガイドライン2022，協和企画，東京，2022）

## Check list

**【治療の意義】**

喘息症状が治療により十分にコントロールされ、呼吸機能を維持できるようになることが喘息治療の目標である。**重症度分類**をもとに、患者の症状をよく把握し、もし、症状が十分にコントロールできていないようであれば、内服薬のアドヒアランスや吸入薬の吸入操作が適切に行われているかを確認する。

**【併用薬】**

喘息の症状を悪化させる可能性のある以下の薬物の服用の有無について確認する。

□ NSAIDs（アスピリン喘息を誘発）

□ β受容体遮断薬

これらの薬物を服用している場合、疑義照会し、処方薬を再検討する。

**【SMART療法】**

**ホルモテロール／ブデソニド吸入薬**では、定期吸入の他に**レスキュー**として**追加で吸入**できる、SMART療法という方法が承認されている。ただし、このSMART療法は、医師からの指示がなければ、患者がその用法を行うことはできない。ホルモテロール／ブデソニド吸入薬の処方があった場合には、SMART療法が指示されているか、1日あたりの上限の回数は何回までかをしっかりと確認・記録する。

**【吸入器の使用方法】**

吸入方法を記した説明書や動画、練習用キットなどを用いながら薬剤師が指導を行い、患者にも、その場で同様の操作をしてもらう。次の点に気をつける。

□ 薬の準備　□ 吸入前の息吐き　□ 吸入　□ 息止め
□ 吸入後の息吐き　□ 後片付け　□ うがい
□ スペーサーの必要性

正しい操作ができるようになるまで指導する。できない場合は他剤への変更を検討する（疑義照会やトレーシングレポート）。

指導にあたっては、**吸入指導評価表**などを用いるとよい。

**【アドヒアランス】**

毎日の服薬、定期的な吸入が重要である。また、**レスキュー薬（SABA）の吸入**が、どの程度行われたのかを記録しておくことで、症状コントロールを把握する目安となる。

**【小児の吸入】**

小児の吸入ステロイド（合剤含む）の長期使用により、身長が伸びにくくなるなどの成長抑制との関連を指摘する報告がある。それを受けて、安易な吸入ステロイドの処方を控えた方がよいと考える医師がいる一方で、喘息を十分にコントロールするためには、吸入ステロイドは非常に有用であり、また、成長抑制は軽微なものであるため、適切に利用するべきと考える医師もいる。不安な点があれば、まずは医師に相談する。

機序

指導

## よくある Q&A

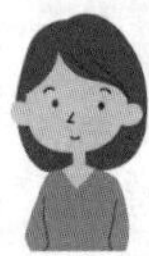

吸った感じがしないのですが正しく吸えているのでしょうか？

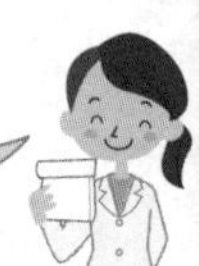

粒子がとても小さいので、正しく吸えていても吸っている感じがしないことがあります。正しい使い方をしていれば、正しく吸えていることがほとんどですが、不安であれば、製薬メーカーの練習用ホイッスルを使用したり、ガーゼなどの確認用資材を利用するなどの方法で確認してみましょう。

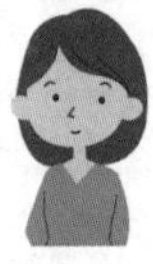

薬を吸入後、なぜうがいをしなければならないのでしょうか？

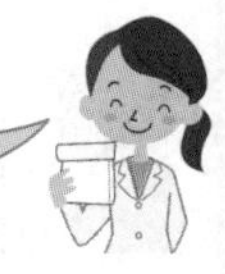

吸入ステロイドでは、口腔カンジダを予防するためです。嗄声はうがいでは予防できないという報告がありますが、口腔カンジダに罹患すると嗄声が起こることがあります。定期的にうがいをしていないと、ヒリヒリ感や味覚異常、白苔など、口腔カンジダの症状が出る場合があります。
また、吸入ステロイドを含まない製剤（SABAなど）でもうがいが必要な製剤もあります。例えば、SABAの吸入後にうがいをしないと、唾液と一緒に飲み込むことにより、動悸や振戦のような全身性の副作用が発現するおそれがあります。

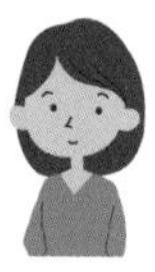

症状が改善されれば吸入はやめられますか？

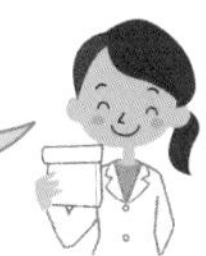

治療のゴールは「発作や喘息症状がない状態を保ち、健康な人と変わらない生活を送ること」です。そのためには、発作治療薬で症状が改善されればよいわけではなく、長期的に発作が起こらないようにする必要があります。必ず、医師の指示に従って薬を使用し、自分の判断で量の調節や治療の中断をしないようにしましょう。

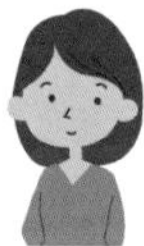

妊娠がわかったのですが、薬はやめた方がよいですか？

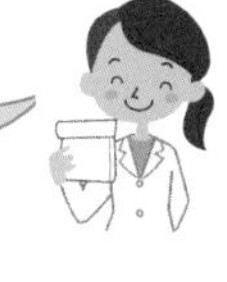

主な喘息治療薬は、妊娠中、授乳中であっても問題なく使用できます。妊娠中の喘息発作は、胎児に低酸素血症をもたらし、流産や多発育不全のリスクを上昇させるとの報告があります。妊娠中や授乳中でも、医師の指示通りに治療を継続し、発作を起こさないことが重要です。

**》作用機序**

機序
指導

●胃・十二指腸潰瘍治療薬の作用機序

凡例：
→ 促進
⊥ 遮断・阻害

ECL 細胞：エンテロクロマフィン様細胞*
G：ガストリン受容体
G 細胞：ガストリン細胞

H₂：ヒスタミン H₂ 受容体
M₁：ムスカリン M₁ 受容体
M₃：ムスカリン M₃ 受容体

※胃酸分泌に関わる副交感神経節は、胃壁細胞の近傍又はその中に存在すると考えられている

M₁ 受容体も存在する

抗コリン薬
プロトンポンプ阻害薬（PPI）
H₂受容体遮断薬

迷走神経
神経節

主細胞
副細胞
ペプシノーゲン
プロトンポンプ K⁺
H⁺
胃酸
制酸薬
粘液
潰瘍
抑制
粘液
防御因子増強薬
PG 製剤
セ クレ チ ン
ガストリン
抑制
G 細胞
壁細胞
G
ヒスタミン
H₂
M₃
M₁
G
ECL 細胞

*ヒスタミン産生調節に関与するため、ヒスタミン産生細胞ともよばれる

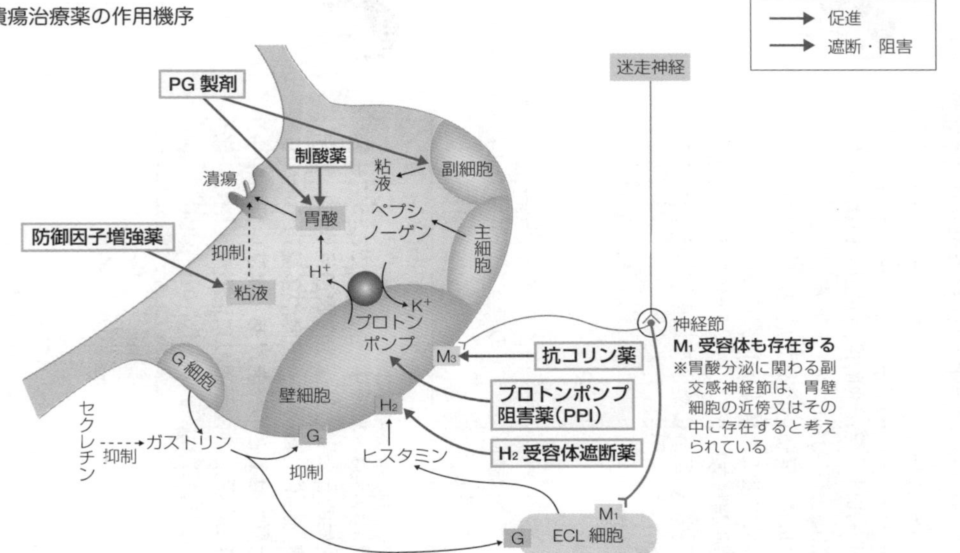

## 分類と商品名（剤形）

| 分類 | 一般名 | 商品名（剤形） | 特徴 |
|---|---|---|---|
| 抗コリン薬 | プロパンテリン | プロ・バンサイン（錠） | 臓器選択性がないため、口渇、排尿困難、頻脈などの副作用が発現する |
| | ブチルスコポラミン | ブスコパン（錠、注射） | |
| | チキジウム | チアトン（カプセル） | |
| $H_2$受容体遮断薬 | シメチジン | タガメット（錠、細粒、注射） | **シトクロムP450**阻害作用並びに抗アルドステロン作用をもつ |
| | ファモチジン | ガスター（錠、OD錠、散、注射） | 代謝にCYPの影響を受けない |
| | ニザチジン | アシノン（錠） | 代謝にCYPの影響を受けない |
| | ロキサチジン酢酸エステル | アルタット（細粒、カプセル、注射） | 徐放性製剤がある（カプセル） |
| | ラフチジン | プロテカジン（錠、OD錠） | **肝代謝**であるため、**腎機能低下患者**にも投与可能 |
| PPI | オメプラゾール | オメプラール（錠、注射） | **CYP2C19に寄与率が高い**（遺伝子多型による個人差が生じやすい） |
| | | オメプラゾン（錠） | |
| | ランソプラゾール | タケプロン（OD錠、カプセル、注射） | OD錠は、経管投与にも対応 |
| | ラベプラゾールナトリウム | パリエット（錠） | $H^+,K^+$-ATPase活性阻害作用が最も大きい |
| | エソメプラゾール | ネキシウム（カプセル、顆粒） | ・ラセミ体であるオメプラゾールの一方の**光学異性体（S体）**である<br>・オメプラゾールと比較してCYP2C19の寄与率が低い |
| | ボノプラザン | タケキャブ（錠、OD錠） | 酸による活性化を必要とせず、**可逆的でカリウムイオンに競合的**な様式で$H^+,K^+$-ATPaseを阻害する |
| 制酸薬 | 炭酸水素ナトリウム | 添付文書参照 | バルビツール酸系薬などの排泄を促進するために用いることがある |
| | 酸化マグネシウム | マグミット（錠、細粒） | 腸内の浸透圧を高めて組織水分を腸内に吸引し、緩下作用を示す |
| | 水酸化マグネシウム | ミルマグ（錠、内用懸濁液） | |
| 防御因子増強薬 | テプレノン | セルベックス（カプセル、細粒） | レバミピドと比較して、**空腹時**ではAUCが低下する |
| | セトラキサート | ノイエル（カプセル、細粒） | 抗カリクレイン作用により**胃酸分泌を抑制**する |
| | レバミピド | ムコスタ（錠、顆粒） | **活性酸素消去**作用により、胃粘膜障害を抑制する |
| PG製剤 | ミソプロストール | サイトテック（錠） | **子宮収縮**作用を有する |

# ▷ 胃・十二指腸潰瘍患者へのアプローチ

## ●胃・十二指腸潰瘍とは

食べ物を分解する胃酸や消化酵素が、胃や十二指腸の壁を傷つけてしまうことで起こる病気である。**ヘリコバクター・ピロリ**菌が原因の1つとされ、感染すると、胃や十二指腸の粘膜に炎症が起こり、胃粘膜の表面を守っている粘液が減ることで粘膜が酸により傷つきやすくなり、そこから潰瘍ができやすくなる。患者数は、胃潰瘍が約29.2万人、十二指腸潰瘍が約4.4万人と推定されている。

| | 胃潰瘍 | 十二指腸潰瘍 |
|---|---|---|
| 主因 | 防御因子の減弱 | 攻撃因子の増強 |
| 酸分泌 | 低酸性〜正常 | 過酸性 |
| 好発年齢 | 中高年層 | 若年層 |
| 好発部位 | 小弯側胃角部 | 十二指腸球部 |
| 痛み | 食後に多い | 空腹時・夜間に多い |

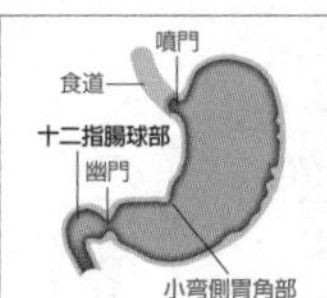


### ●攻撃因子と防御因子

胃酸や消化酵素（**攻撃因子**）は強い酸性を示すものの、正常な状態であれば粘液（**防御因子**）によって守られている。攻撃因子が強まる、あるいは防御因子が弱まるなどバランスが崩れることで潰瘍が生じやすくなるといわれている。

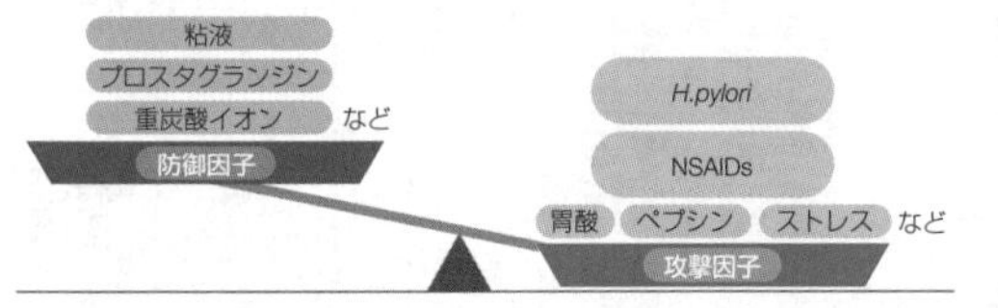

### ●潰瘍とびらんの違い

胃や十二指腸の粘膜が傷つけられ、その程度が**粘膜筋板より深い層**に及んだ状態を潰瘍という。**粘膜にとどまっている状態をびらん**という。

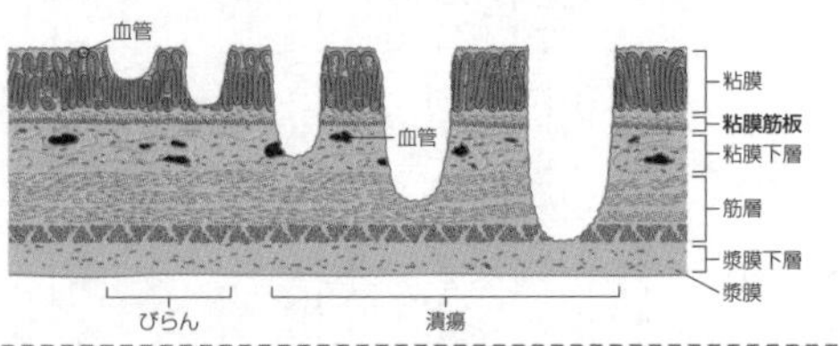


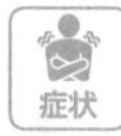


胸やけ、悪心・嘔吐などの酸症状は潰瘍患者の50〜60%に見られる。
慢性出血は鉄欠乏性貧血（LINK→p.124）の原因となる。高齢者の潰瘍では出血を起こしやすい（下血>吐血）。

- 吐血→コーヒー残渣様吐血
- 下血→黒色タール便

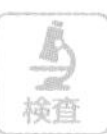


| 検査 | 特徴 |
|---|---|
| X線検査 | バリウムが潰瘍による組織欠損部分に入り込み、突出して見られる(ニッシェ)。潰瘍に向かう粘膜ひだの集中が見られる |
| 内視鏡検査 | 白色の苔(白苔)で覆われている円形又は楕円形の潰瘍として見られる |

*H. pylori*の検査には、尿素呼気試験、ウレアーゼ試験、鏡検法、培養法などが用いられる

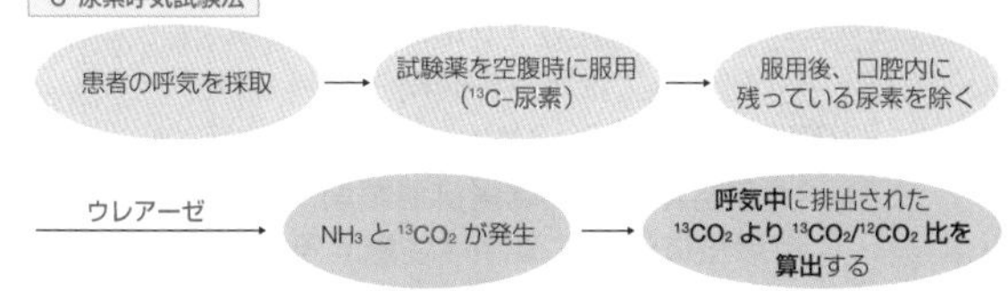


※組織学的診断法に比べて、迅速かつ簡便である

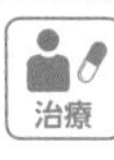


## ●消化性潰瘍治療フローチャート

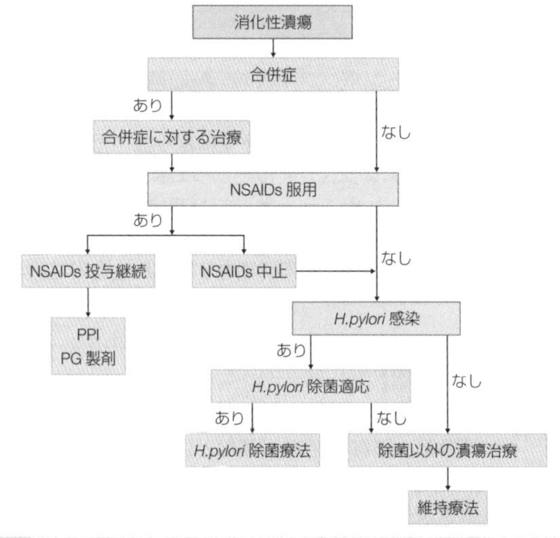


**除菌法（3剤併用療法を7日間継続）**

〈一次除菌〉

以下の3剤併用療法

- **プロトンポンプ阻害薬**（胃内pHを中性近くに上昇させ、抗菌作用を増強させる）
- **アモキシシリン**（細菌の細胞壁合成を阻害し、抗菌作用を示す）
- **クラリスロマイシン**（細菌のタンパク質合成を阻害し、抗菌作用を示す。クラリスロマイシン耐性の場合、メトロニダゾールが用いられる）

〈二次除菌〉

以下の3剤併用療法

- **プロトンポンプ阻害薬**
- **アモキシシリン**
- **メトロニダゾール**

## Check list

**【副作用】**

**〈消化性潰瘍〉**

以下の項目について確認する。

□ 年齢（60歳以上）　□ 喫煙　□ NSAIDs
□ 抗凝固薬　□ 抗血小板薬
□ 抗悪性腫瘍薬（フルオロウラシル）
□ ビスホスホネート製剤　□ SSRI

**〈腎機能〉**

$H_2$受容体遮断薬は腎排泄薬剤が多いため、消化性潰瘍維持治療に使用する際は注意する。腎機能低下症例においては、その機能に応じて投与量の減量を考慮する必要性がある。

**【相互作用】**

□ プロトンポンプ阻害薬〔禁忌薬物としてHIV感染症治療薬（アタザナビル、リルピビリン）。オメプラゾールはCYP2C19の遺伝子多型により血中濃度に個人差あり〕
□ マグネシウムやアルミニウムなどを含有する薬物〔併用注意としてニューキノロン系抗菌薬、テトラサイクリン系抗菌薬があり（各抗菌薬の効果を減弱する）、併用する際は両剤の服用間隔を2時間以上あけて投与する〕

**【併用薬】**

消化性潰瘍治療薬であるプロトンポンプ阻害薬、$H_2$受容体遮断薬、防御因子増強薬などは、日常診療でも逆流性食道炎をはじめとした疾患に処方されていることが多いため、重複投与に注意する。また、消化性潰瘍治療への薬剤投与期間が設定されているものがあるので確認する。

## 【*H.pylori*除菌療法】

**〈副作用歴の確認〉**

アモキシシリンについて、ペニシリンアレルギー患者をしばしば見かけることがある。除菌療法開始前に必ず確認する。

**〈除菌療法による副作用〉**

以下の症状の有無について確認する。

□ 軟便　□ 軽い下痢　□ 味覚異常　□ 口内炎
□ 腹部不快感

**〈アドヒアランス〉**

除菌を成功させるには、指定された内服期間（7日間）、除菌治療薬の内服を完遂することが何より大切である。途中で中断すると、除菌治療効果が得られないだけでなく、治療方法を狭めてしまうことにもつながる。そのため、事前に起こりうる副作用とその対策を伝達しておくことが非常に大切である。

**〈相互作用〉**

一次除菌から使用されるクラリスロマイシンは、CYP3Aに対する阻害作用により、多くの薬剤の血中濃度を上昇させるため、禁忌や併用注意の薬物も多い。中でも、スボレキサントは、日常診療の中で不眠治療薬として処方される機会が多いため注意が必要である。二次除菌に使用されるメトロニダゾールは、アルデヒド脱水素酵素を阻害するため、飲酒を避ける。

**〈偽陰性〉**

除菌治療後は、菌数が減少するため偽陰性となる可能性がある。そのため除菌判定は、除菌治療終了後4週以降に行う。ピロリ菌除菌判定の日程を確認するとよい。

## 【生活習慣】

消化性潰瘍の増悪因子となる以下の生活習慣について確認する。

□ ストレス　□ 不規則な生活
□ 大量のアルコール摂取　□ 喫煙

## 【高齢者への注意】

**$H_2$受容体遮断薬**は、高齢者において認知機能低下、せん妄を引き起こすリスクがあるため、可能な限り使用を控えることが望ましい。高齢者では腎機能が低下している場合が多く、主に腎排泄型の$H_2$受容体遮断薬は血中濃度が持続する可能性が高いため、少量から慎重に投与する。

## ▷ よくあるQ&A

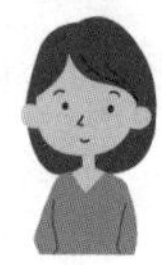

ピロリ菌検査の結果が陽性でした。
以前、ピロリ菌と胃潰瘍の発症には関連があると聞きました。
私はこのまま胃潰瘍になってしまうのでしょうか？

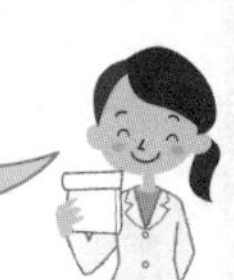

胃がんや胃・十二指腸潰瘍の患者の多くにピロリ菌感染が見られ、胃がんの発症原因の1つと考えられています。しかし、検査結果が陽性でも胃がんや潰瘍になっているわけではありません。ピロリ菌を除菌することで、胃がんや潰瘍の発症リスクを軽減できることが期待されます。一度除菌に成功すると、ピロリ菌検査が再度陽性となるのは2%以下と極めて低いことが報告されています。通常、除菌治療終了後は4週間以上あけてピロリ菌の判定検査を行います。

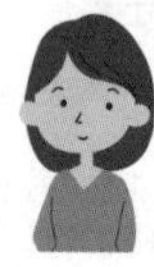

ピロリ菌除菌のために、こんなにたくさんの薬を飲むのですか？
医師からは7日間飲みきりの治療薬を出すと聞いています。普段こんなに薬を飲んだことがないので副作用が心配です。

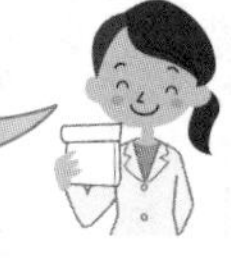

副作用については心配ですね。確かに除菌治療中、軟便や軽い下痢、味覚異常を起こすこともあります。ただし、除菌治療が終了すれば改善する場合がほとんどです。そのため副作用の症状が軽い場合は、自己判断で薬の飲む量や回数を減らしたりせず、最後まで飲み切ってください。一方、発熱や腹痛を伴う下痢、血便又は発疹が見られた場合は直ちに薬を飲むことを中止し、相談してください。
除菌後、一時的に逆流性食道炎を発症することがあります。これは、ピロリ菌除菌による胃内炎症が改善され、胃酸分泌が回復するためなので心配ありません。胃酸逆流の症状は一時的かと思いますが、気になる場合は胃酸の分泌を抑える治療薬もありますので相談しましょう。

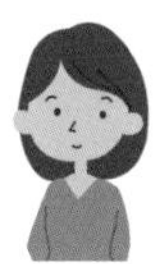

痛み止めの飲み薬と一緒に胃薬が出ていましたが、痛み止めの坐薬は飲み薬より、胃への負担が少ないというイメージがあります。今使っている痛み止めの飲み薬を坐薬にしてもらえば胃の負担は軽くなりますか。

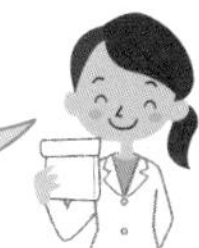

坐薬は飲み薬のように、胃を直接通過するわけではありませんが、直腸から吸収されて血液循環にのって全身をまわっていきます。そのため飲み薬と同様に、坐薬についても胃を保護する粘膜を低下させます。今のところは飲み薬より坐薬を使用することで潰瘍発生率が減少するとはいえません。3週以上継続して服用（使用）する場合は、医師に潰瘍発生予防治療も検討してもらいましょう。

### 薬剤師へのアドバイス

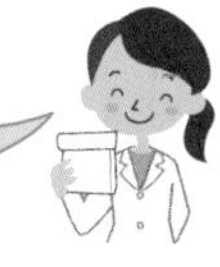

早期胃がんや特発性血小板減少性紫斑病（ITP）、胃MALTリンパ腫は、発症に*H. pylori*が関与していて、除菌療法が適応となります。

## 》作用機序



●糖尿病治療薬の作用機序

SU：スルホニル尿素
DPP-4：ジペプチジル
　ペプチダーゼ-4
GLP-1：グルカゴン様
　ペプチド-1

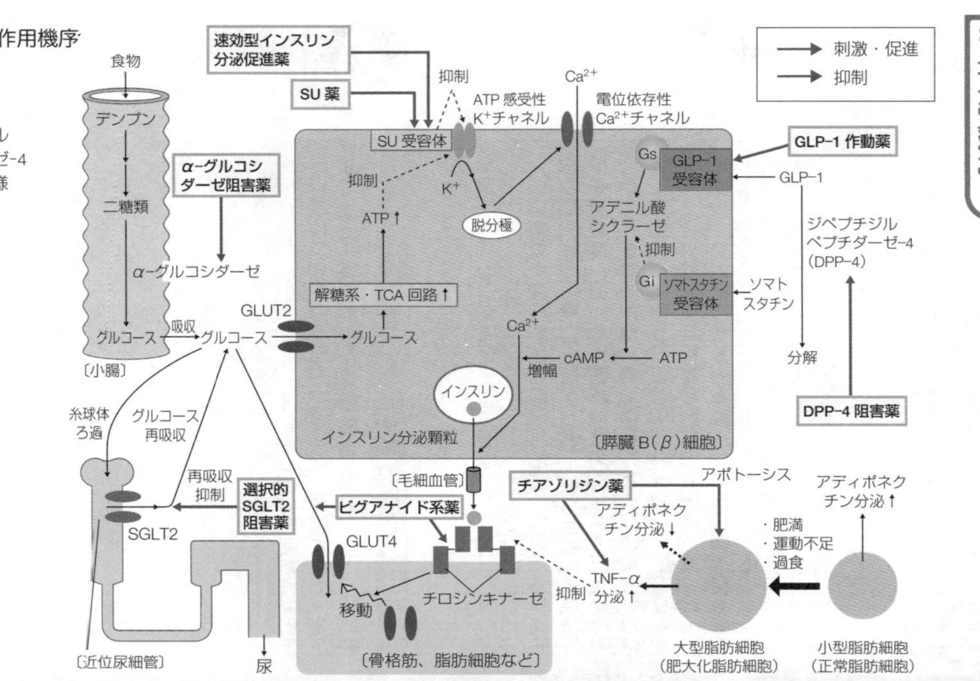

## 分類と特徴

| 分類 | 低血糖リスク | 体重変化 | 主な副作用 |
|---|---|---|---|
| SU薬 | 高 | 増加 | 肝障害 |
| 速効型インスリン分泌促進薬 | 中 | 増加 | |
| ビグアナイド系薬 | 低 | なし | 乳酸アシドーシス、胃腸障害、ビタミン$B_{12}$欠乏症 |
| チアゾリジン薬 | 低 | 増加 | 浮腫、心不全、膀胱がんの発生リスク増加、黄斑浮腫 |
| $\alpha$-グルコシダーゼ阻害薬 | 低 | なし | 肝障害、胃腸障害（放屁・下痢・腹満・便秘） |
| 選択的SGLT2 阻害薬 | 低 | 減少 | 脱水、腎盂腎炎 |
| DPP-4阻害薬 | 低 | なし | 胃腸障害、心不全 |
| GLP-1 作動薬 | 低 | 減少 | 胃腸障害、急性膵炎 |

## 分類と商品名（剤形）

| 分類 | 一般名 | 商品名（剤形） | 特徴 |
|---|---|---|---|
| SU 薬 | グリベンクラミド | オイグルコン（錠）<br>ダオニール（錠） | ・血糖低下作用は、**β受容体遮断薬**、**三環系抗うつ薬**、**サリチル酸誘導体**、**MAO 阻害薬**との併用で**増強**する<br>・グリメピリドは、インスリン抵抗性改善作用も有する |
| | グリクラジド | グリミクロン（錠、HA 錠） | |
| | グリメピリド | アマリール（錠、OD 錠） | |
| 速効型インスリン分泌促進薬 | ナテグリニド | スターシス（錠）<br>ファスティック（錠） | ・作用は速効的であるため**食直前**に服用する<br>・SU 薬に比べ吸収と血中からの消失が早いので、作用発現が速く、効果は数時間で消失する |
| | ミチグリニド | グルファスト（錠、OD 錠） | |
| | レパグリニド | シュアポスト（錠） | |
| ビグアナイド系薬 | メトホルミン | メトグルコ（錠） | ・主に**肥満型糖尿病**に用いられる<br>・腎機能が低下し、腎からの排泄が減少するため、**ヨード造影剤**との併用により、乳酸アシドーシスを起こすことがある |
| | ブホルミン | ジベトス（錠） | |
| チアゾリジン薬 | ピオグリタゾン | アクトス（錠、OD 錠） | **急激な水分貯留による心不全**について緊急安全性情報（イエローレター）が出ている |
| α-グルコシダーゼ阻害薬 | アカルボース | グルコバイ（錠、OD 錠） | ・**食直前**に服用し、食後過血糖の改善に用いる<br>・他の血糖降下薬併用時に低血糖を起こした場合には**ブドウ糖**を服用する |
| | ボグリボース | ベイスン（錠、OD 錠） | |
| | ミグリトール | セイブル（錠、OD 錠） | |
| 選択的SGLT2 阻害薬 | イプラグリフロジン | スーグラ（錠） | ・**脱水**が現れることがあるので、体水分量の少ない高齢者には特に注意して適度な水分補給を行う必要がある<br>・**利尿薬**との併用はしない。特にARB と利尿薬の合剤との併用には注意が必要である<br>・フォシーガは、1型糖尿病や慢性心不全、慢性腎臓病にも適応がある |
| | ダパグリフロジン | フォシーガ（錠） | |
| | ルセオグリフロジン | ルセフィ（錠、OD フィルム） | |
| | トホグリフロジン | アプルウェイ（錠）<br>デベルザ（錠） | |
| | カナグリフロジン | カナグル（錠） | |
| | エンパグリフロジン | ジャディアンス（錠） | |

| | | | |
|---|---|---|---|
| グリミン薬 | イメグリミン | ツイミーグ（錠） | グルコース濃度依存的インスリン分泌促進作用及び、インスリン抵抗性改善作用により血糖降下作用を示す |
| DPP-4 阻害薬 | シタグリプチン | ジャヌビア（錠） | ・**単独投与**では低血糖を起こしにくいが、SU 薬との併用により低血糖を生じる場合がある<br>・**トレラグリプチン**、**オマリグリプチン**は1 週間に1 回投与<br>・**リナグリプチン**、**テネリグリプチン**は腎障害時の減量が不要である |
| | | グラクティブ（錠） | |
| | ビルダグリプチン | エクア（錠） | |
| | アログリプチン | ネシーナ（錠） | |
| | リナグリプチン | トラゼンタ（錠） | |
| | テネリグリプチン | テネリア（錠、OD錠） | |
| | アナグリプチン | スイニー（錠） | |
| | サキサグリプチン | オングリザ（錠） | |
| | トレラグリプチン | ザファテック（錠） | |
| | オマリグリプチン | マリゼブ（錠） | |
| GLP-1 作動薬 | リラグルチド | ビクトーザ（皮下注） | ・ヒトGLP-1 と97%のアミノ酸配列の相同性があり、DPP-4で分解されにくい<br>・グルコース濃度依存的に効果を発現するため、血糖値が高い場合にのみインスリン分泌刺激作用を示す<br>・**単独投与**では低血糖を起こしにくい<br>・**デュラグルチド**、**セマグルチド**、エキセナチド（ビデュリオン）は1 週間に1 回投与 |
| | エキセナチド | バイエッタ（皮下注） | |
| | | ビデュリオン（皮下注） | |
| | リキシセナチド | リキスミア（皮下注） | |
| | デュラグルチド | トルリシティ（皮下注） | |
| | セマグルチド | オゼンピック（皮下注） | |
| | | リベルサス（錠） | 世界初の経口GLP-1受容体作動薬 |

# 糖尿病患者へのアプローチ

## ●糖尿病とは

食べ物からエネルギーを取り込むと体内でブドウ糖になる。膵臓でつくられている**インスリン**というホルモンの働きにより、ブドウ糖は肝臓、脂肪、筋肉に取り込まれる。インスリンの働きが悪くなると、血液中のブドウ糖が多くなり、**高血糖**になる。高血糖の状態が慢性的に続く状態が糖尿病である。

| 分類 | 特徴 |
|---|---|
| 1型糖尿病 | 自己免疫性や特発性のもの |
| 2型糖尿病 | インスリン分泌低下を主体とするものと、インスリン抵抗性が主体で、それにインスリンの相対的不足を伴うものなどがある |
| その他の特定の機序、疾患によるもの | 遺伝因子として遺伝子異常が同定されたものや他の疾患、条件に伴うもの(膵外分泌疾患、感染症) |
| 妊娠糖尿病 | 妊娠中に認められる耐糖能異常を基盤とするもの |

〔日本糖尿病学会(編・著):糖尿病治療ガイド2022-2023, 文光堂, p.18, 2022. を参考に作成〕

**〈1型糖尿病〉**

膵臓B(β)細胞の破壊による絶対的インスリン欠乏

**〈2型糖尿病〉**

・膵臓から分泌されるインスリンの量が少ない、あるいは分泌が遅い
・インスリンは膵臓から正常に分泌されているが、筋肉などの細胞にブドウ糖を取り込めない

長年にわたって高血糖の状態が続くと、**合併症**が引き起こされる。QOL が大きく損なわれる可能性があるため、予防が重要となる。

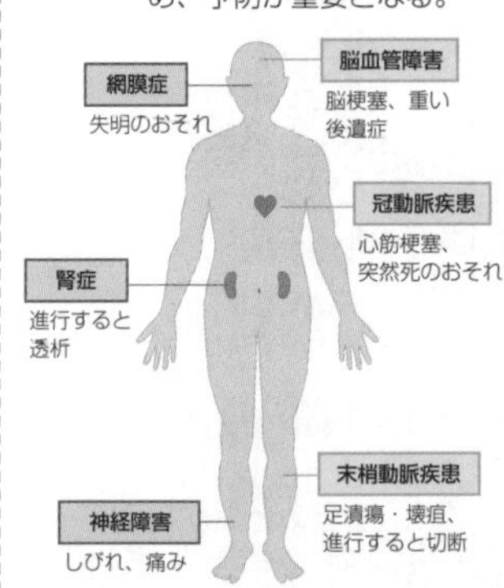

**●血糖コントロール目標(HbA1c)**

・血糖正常化 **6.0%未満**
・合併症予防 **7.0%未満**
・治療強化が困難 **8.0%未満**

**●体重、血圧、血清脂質のコントロール目標**

| | | |
|---|---|---|
| 体重 | 目標体重(kg)=身長(m)$^2$×22〜25(目標BMI)<br>BMI=体重(kg)÷身長(m)$^2$<br>※BMIは22が標準 | |
| 血圧 | 降圧目標 130/80mmHg 未満 | |
| 血清脂質 | LDL コレステロール | 120mg/dL 未満*1 |
| | HDL コレステロール | 40mg/dL 以上 |
| | 中性脂肪 | 150mg/dL 未満(早朝空腹時) |
| | Non-HDL コレステロール | 150mg/dL 未満*2 |

＊1 冠動脈疾患がある場合100mg/dL 未満、より冠動脈疾患の再発リスクが高いと考えられる場合は70mg/dL 未満を考慮する
＊2 冠動脈疾患がある場合130mg/dL 未満、より冠動脈疾患の再発リスクが高いと考えられる場合は100mg/dL 未満を考慮する

〔日本糖尿病学会(編・著):糖尿病治療ガイド2022-2023, 文光堂, p.34, 2022より作成〕

## ●2型糖尿病治療の基本

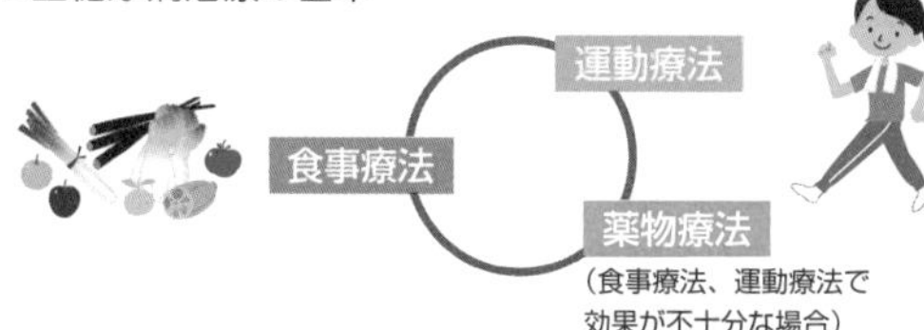
運動療法
食事療法
薬物療法
(食事療法、運動療法で
効果が不十分な場合)

## ●糖尿病の臨床診断のフローチャート

| 糖尿病型 |
|---|
| ●血糖値(空腹時≧126 mg/dL、OGTT 2 時間≧200 mg/dL、随時≧200 mg/dL のいずれか)<br>●HbA1c≧6.5% |

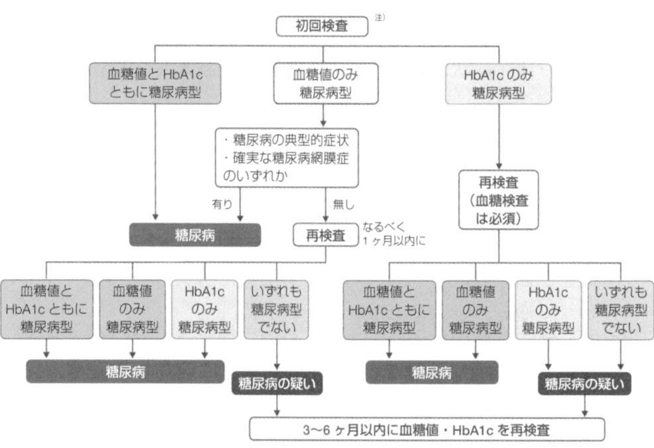


注)糖尿病が疑われる場合は、血糖値と同時に HbA1c を測定する。同日に血糖値と HbA1c が糖尿病型を示した場合には、初回検査だけで糖尿病と診断する。

〔日本糖尿病学会(編・著):糖尿病治療ガイド 2022-2023, 文光堂, p.26, 2022.〕

## ●エネルギー摂取量の目安

■ エネルギー摂取量 (kcal) =目標体重×エネルギー係数

■ エネルギー係数の目安

- 軽い労作(大部分が座位の静的活動) 25～30kcal/kg 目標体重
- 普通の労作(座位中心だが通勤·家事、軽い運動を含む) 30～35kcal/kg 目標体重
- 重い労作(力仕事、活発な運動習慣がある) 35～ kcal/kg 目標体重

## ●運動量の目安

■ 有酸素運動 (歩行、ジョギング、水泳、自転車など) を中心

- 水中歩行:肥満糖尿病患者には安全かつ有効
- 歩行運動:1回15～30分、1日2回、1日約1万歩

■ 運動持続時間は20分以上が望ましい

指導

## Check list

### 【検査値】

〈糖尿病腎症〉

初期の糖尿病腎症は自覚症状がないため、血液検査・尿検査の結果から、以下の項目を重点的に確認する。

☐ 血糖値　☐ HbA1c　☐ BUN
☐ 血清クレアチニン（Scr）　☐ eGFR
☐ 尿タンパク　☐ 尿潜血　☐ 尿糖
☐ 微量アルブミン尿

〈糖尿病網膜症〉

糖尿病網膜症を有していても、黄斑部に病変がなければ自覚症状はないため、定期的に眼科を受診するよう指導する。

### 【副作用】

低血糖が疑われる以下の症状の有無について確認する。

☐ 脱力感　☐ ふらつき　☐ 冷や汗　☐ 動悸
☐ めまい　☐ 手足の震え

低血糖症状が現れた場合、早急な血糖上昇が必要である。ブドウ糖や砂糖など10～15gを水に溶かして服用、又はブドウ糖入りの清涼飲料水を半分～1本服用するよう説明する。特に、α-グルコシダーゼ阻害薬を服用している患者では、ショ糖などの二糖類はほとんど吸収されないため、必ずブドウ糖を携行するよう指導する。

【シックデイ】

治療中の糖尿病患者に以下の症状が現れた場合、シックデイを疑う。

□ 発熱　□ 下痢　□ 嘔吐　□ 食欲不振

これらの症状が見られたら、以下のように対応するよう指導する。

□ 主治医に連絡し指示を受ける
□ インスリン治療中の患者は、食事がとれなくても自己判断でインスリン注射を中止しない
□ ビグアナイド系薬、選択的SGLT2阻害薬は中止。SU薬、速効型インスリン分泌促進薬は医師に相談の上、中止・減量を判断する
□ 十分な水分摂取で脱水を防ぐ。スープ、おかゆなどを摂取し、絶食を避ける
□ 3～4時間ごとに血糖値を自己測定。血糖値200mg/dL以上で上昇傾向なら、その都度、速効型又は超速効型インスリンを2～4単位追加

【生活習慣】

以下の生活習慣について確認する。

□ 3食規則正しく、ゆっくり噛んで食べ、腹八分にとどめる
□ 食品の種類はできるだけ多くそろえる
□ 動物性脂質は控えめ、食物繊維は多くとる
□ 単純糖質を多く含む食品の間食を控える

## よくある Q&A

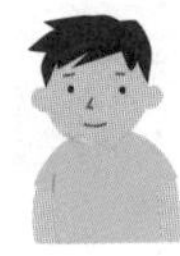

禁煙するように言われたのですが、禁煙すると口が寂しく間食に走ります。禁煙が難しいので、本数を減らせば吸ってもよいですか？

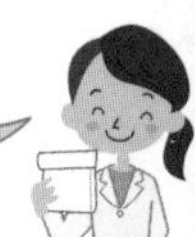

たばこは極めて強力な、動脈硬化促進因子です。禁煙の成功への道は「ニコチン依存」と「習慣依存」の解消にあります。病院には禁煙外来を開設しているところもあります。この機会に是非とも禁煙に取り組みましょう。間食はできるだけ控え、また、必ず摂取量を決めてから口にするなど、注意してください。

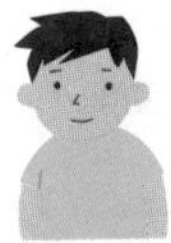

低血糖になったとき又はなりそうなときにとった補食は、1日の制限カロリーの中に含まれますか？

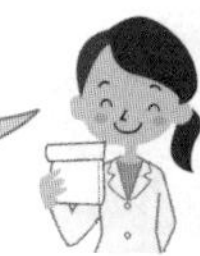

1日の指示エネルギー量と別に考えてよいでしょう。低血糖は起こってから対処するより、予防的に対応する方が少ない補食で済むことが多いです。

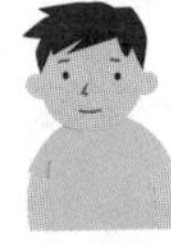

睡眠中の低血糖には気づきますか？

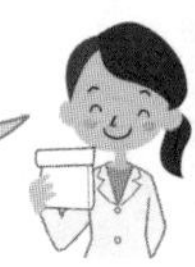

気づくときと気づかないときがあります。予想以上に朝の空腹時血糖が高い場合などは、夜間に低血糖を起こしていないか、注意する必要があります。

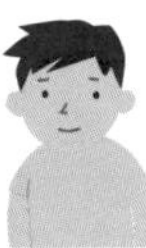

なぜ同じ場所にインスリン注射をしてはいけないのですか？

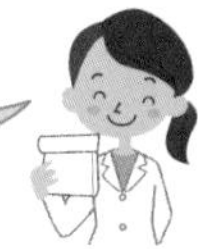

狭い範囲に繰り返しインスリン注射を続けていると、その部分の皮下に弾性のふくらみができることがあります。その固くなった部分にインスリン注射を打つと痛みは少ないですが、効果も弱くなります。順番に、広い範囲に注射するようにしましょう。

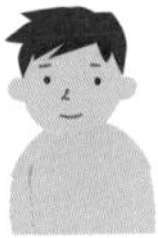

ウォーキングは１回30分以上続けないと効果がありませんか？

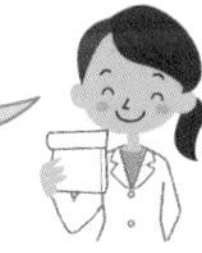

必ずしも30分以上でないと効果がないわけではありません。「ちょうどよい～ややきつい」程度のウォーキングを１回数分間ずつ行い、合計が20分程度でも血糖改善の効果が得られるともいわれています。ただし、医師から運動の目安について指示が出ていたり、心臓疾患などで運動の制限が出されている場合には、必ずその指示に従ってください。

## 》作用機序

●脂質異常症治療薬の作用機序

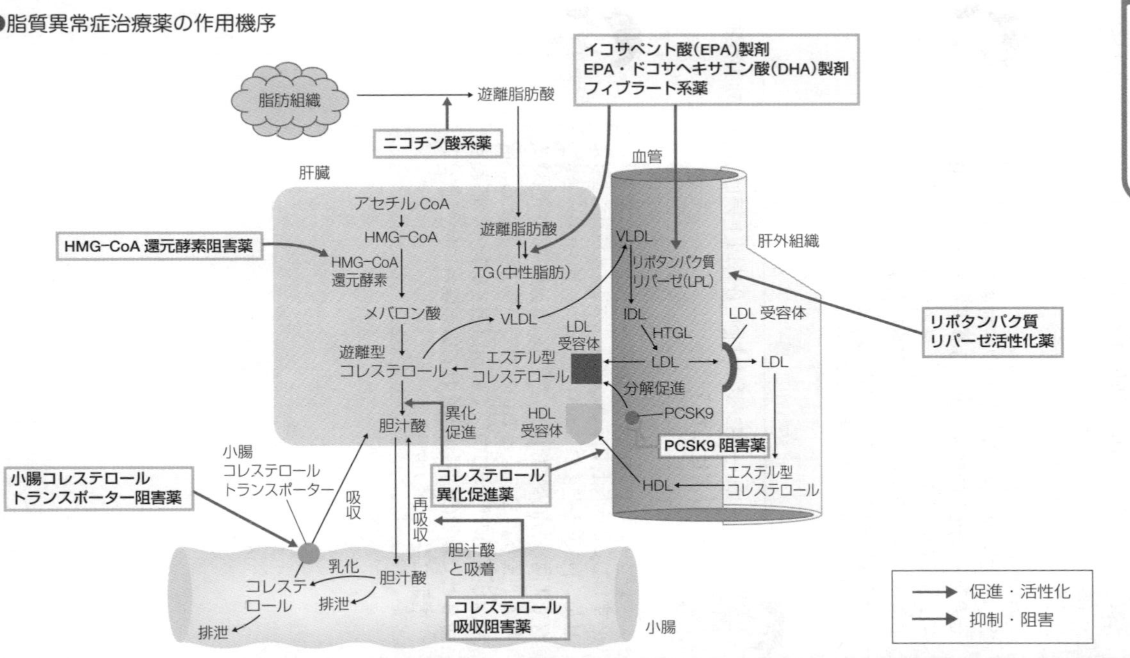
脂肪組織
遊離脂肪酸
ニコチン酸系薬
イコサペント酸(EPA)製剤
EPA・ドコサヘキサエン酸(DHA)製剤
フィブラート系薬
血管
肝臓
アセチル CoA
HMG-CoA
HMG-CoA 還元酵素阻害薬
HMG-CoA
還元酵素
メバロン酸
遊離型
コレステロール
遊離脂肪酸
TG(中性脂肪)
VLDL
LDL
受容体
エステル型
コレステロール
VLDL
リポタンパク質
リパーゼ(LPL)
IDL
HTGL
LDL
肝外組織
LDL 受容体
LDL
リポタンパク質
リパーゼ活性化薬
分解促進
PCSK9
PCSK9 阻害薬
胆汁酸
異化
促進
HDL
受容体
小腸
コレステロール
トランスポーター
小腸コレステロール
トランスポーター阻害薬
吸
収
再
吸
収
コレステロール
異化促進薬
HDL
エステル型
コレステロール
胆汁酸
と吸着
乳化
胆汁酸
コレステ
ロール
排泄
排泄
コレステロール
吸収阻害薬
小腸
促進・活性化
抑制・阻害

## 分類と特徴

| 分類 | LDL-C | TG | HDL-C | Non-HDL-C |
|---|---|---|---|---|
| HMG-CcA還元酵素阻害薬 | ↓↓～↓↓↓ | ↓ | —～↑ | ↓↓～↓↓↓ |
| コレステロール吸収阻害薬（陰イオン交換樹脂） | ↓↓ | ↑ | ↑ | ↓↓ |
| 小腸コレステロールトランスポーター阻害薬 | ↓↓ | ↓ | ↑ | ↓↓ |
| コレステロール異化促進薬 | ↓ | — | ↓↓ | ↓ |
| PCSK9[*1]阻害薬 | ↓↓↓↓ | ↓～↓↓ | —～↑ | ↓↓↓↓ |
| MTP[*2]阻害薬 | ↓↓↓ | ↓↓↓ | ↓ | ↓↓↓ |
| フィブラート系薬 | ↓ | ↓↓↓ | ↑↑ | ↓ |
| ニコチン酸系薬 | ↓ | ↓↓ | ↑ | ↓ |
| リポタンパク質リパーゼ活性化薬 | データなし | データなし | データなし | データなし |
| EPA製剤 | — | ↓ | — | — |
| EPA・DHA製剤 | — | ↓ | — | — |

＊1 ヒトプロタンパク質転換酵素サブチリシン／ケキシン9型
＊2 ミクロソームトリグリセリド転送タンパク質
※↓↓↓↓：－50%以上　↓↓↓：－50～－30%　↓↓：－30～－20%　↓：－20～－10%　↑：10～20%　↑↑：20～30%　—：－10～10%

## ▷ 分類と商品名（剤形）

| 分類 | 一般名 | 商品名（剤形） | 特徴 |
|---|---|---|---|
| HMG-CoA還元酵素阻害薬 | プラバスタチンナトリウム | メバロチン（錠、細粒） | ・主に**LDLコレステロール**を低下させる<br>・コレステロール合成は夜間に亢進するため**夕食後**に服用する<br>・フィブラート系薬との併用で、**横紋筋融解症**の発症率が上昇する<br>・**シクロスポリン**は**ピタバスタチン**の血中濃度を上昇させ、横紋筋融解症のリスクを上昇させるため、併用禁忌である<br>・**プラバスタチンナトリウム**は2回に分けて服用できる<br>・**シンバスタチン**はプロドラッグであり、肝臓で加水分解されて活性体となる。ミコナゾール、イトラコナゾール併用禁忌 |
| | シンバスタチン | リポバス（錠） | |
| | フルバスタチンナトリウム | ローコール（錠） | |
| | アトルバスタチンカルシウム | リピトール（錠） | |
| | ピタバスタチンカルシウム | リバロ（錠、OD錠） | |
| | ロスバスタチンカルシウム | クレストール（錠、OD錠） | |
| コレステロール吸収阻害薬 | コレスチラミン | クエストラン（粉末） | ・**陰イオン交換樹脂**<br>・関節リウマチ治療薬である**レフルノミド**（LINK →p.52）の活性代謝物の体内からの除去に用いられる |
| 小腸コレステロールトランスポーター阻害薬 | エゼチミブ | ゼチーア（錠） | 腸管から吸収され、腸肝循環して**長時間**作用する |
| コレステロール異化促進薬 | プロブコール | シンレスタール（錠、細粒） | 強力な**抗酸化**作用を示す |
| | | ロレルコ（錠） | |

| | | | |
|---|---|---|---|
| PCSK9阻害薬 | エボロクマブ | レパーサ（皮下注） | **HMG-CoA還元酵素阻害薬**による治療が適さない場合を除き、**HMG-CoA還元酵素阻害薬**と併用する |
| MTP阻害薬 | ロミタピドメシル酸塩 | ジャクスタピッド(カプセル) | **ホモ接合体家族性高コレステロール血症**に用いられる |
| フィブラート系薬 | クロフィブラート | クロフィブラート(カプセル) | 血清脂質の低下率はコレステロールよりトリグリセリド（TG）の方が大きいので、主に**高トリグリセリド血症**に適する |
| | ベザフィブラート | ベザトール（SR錠） | |
| | フェノフィブラート | トライコア（錠） | |
| | | リピディル（錠） | |
| | ペマフィブラート | パルモディア（錠） | |
| ニコチン酸系薬 | ニコモール | コレキサミン（錠） | ニコチン製剤のもつ血管拡張作用による**皮膚紅潮**を起こすことがある |
| | ニセリトロール | ペリシット（錠） | |
| リポタンパク質リパーゼ活性化薬 | デキストラン硫酸エステルイオウ | MDSコーワ（錠） | 弱い**抗トロンビン**作用を有しており、フィブリン形成を抑制し、血液凝固能を低下させるおそれがある |
| EPA製剤 | イコサペント酸エチル | エパデール（軟カプセル） | ・**血小板凝集抑制作用**をもつ<br>・**食直後**に服用する |
| EPA・DHA製剤 | オメガ-3脂肪酸エチル | ロトリガ（粒状カプセル） | **食直後**に服用する |

# 脂質異常症患者へのアプローチ



## ●脂質異常症とは

LDL コレステロール値が**高い**、中性脂肪（トリグリセリド）値が**高い**、HDL コレステロール値が**低い**ことをまとめて脂質異常症とよぶ。脂質異常症の状態をそのままにすると**動脈硬化**が進み、**心筋梗塞**や**脳梗塞**などを引き起こすおそれがある。食事や運動などの生活習慣を改善していくことが大切である。男性では40歳をピークに、女性では閉経後より上昇し、60歳代でLDLコレステロール値が高くなる。

| | |
|---|---|
| 高コレステロール血症 | ・**動脈硬化症**（脳血管障害、虚血性心疾患を合併しやすい）<br>・**黄色腫**（皮膚、腱に生じやすく、特に家族性高コレステロール血症では、アキレス腱黄色腫が特徴） |
| 高トリグリセリド血症 | ・**脂肪肝**<br>・**急性膵炎**（トリグリセリド値が1,000mg/dL以上で見られやすい） |

### ●動脈硬化性疾患予防から見た脂質管理目標値設定のためのフローチャート

脂質異常症のスクリーニング
↓
冠動脈疾患又はアテローム血栓性脳梗塞（明らかなアテローム*を伴うその他の脳梗塞も含む）があるか？ ——「あり」の場合→ **二次予防**
↓「なし」の場合
以下のいずれかがあるか？
- 糖尿病（耐糖能異常は含まない）
- 慢性腎臓病（CKD）
- 末梢動脈疾患（PAD）

——「あり」の場合→ **高リスク**
↓「なし」の場合

| 久山町研究によるスコア | | | | 予測される10年間の動脈硬化性疾患発症リスク | 分類 |
|---|---|---|---|---|---|
| 40～49歳 | 50～59歳 | 60～69歳 | 70～79歳 | | |
| 0～12 | 0～7 | 0～1 | — | 2%未満 | 低リスク |
| 13以上 | 8～18 | 2～12 | 0～7 | 2%～10%未満 | 中リスク |
| — | 19以上 | 13以上 | 8以上 | 10%以上 | 高リスク |

久山町研究のスコアに基づいて計算する。

＊ 頭蓋内外動脈に50%以上の狭窄、又は弓部大動脈粥腫（最大肥厚4 mm以上）

| 分類 | 特徴 |
| --- | --- |
| 原発性脂質異常症 | ・基礎疾患はなく、原因不明のもの<br>・原発性のうち遺伝歴がはっきりしているものを家族性脂質異常症という<br>〈疾患名〉<br>①**家族性高コレステロール血症**<br>②家族性高トリグリセリド血症<br>③家族性複合性脂質異常症 |
| 続発性脂質異常症 | ・基礎疾患により、二次的に起こるもの<br>〈基礎疾患〉<br>①**ネフローゼ症候群**：糸球体障害→基底膜タンパク透過性亢進→低アルブミン血症→リポタンパク質合成促進→ LDL・VLDL 上昇<br>②**クッシング症候群**：血中コルチゾール上昇→血糖上昇→高インスリン血症→ TG 合成促進→脂質異常症<br>③**甲状腺機能低下症**：血中チロキシン低下→ Cho 異化低下→血中 Cho 上昇<br>④糖尿病<br>⑤肥満 |

## ●脂質異常症診断基準

| | | |
| --- | --- | --- |
| LDL コレステロール | 140 mg/dL 以上 | 高 LDL コレステロール血症 |
| | 120～139 mg/dL | 境界域高 LDL コレステロール血症*2 |
| HDL コレステロール | 40 mg/dL 未満 | 低 HDL コレステロール血症 |
| トリグリセリド | 150 mg/dL 以上(空腹時採血*1) | 高トリグリセリド血症 |
| | 175 mg/dL 以上(随時採血*1) | |
| Non-HDL コレステロール | 170 mg/dL 以上 | 高 non-HDL コレステロール血症 |
| | 150～169 mg/dL | 境界域高 non-HDL コレステロール血症*2 |

*1　基本的に 10 時間以上の絶食を「空腹時」とする。ただし水やお茶などカロリーのない水分の摂取は可とする。空腹時であることが確認できない場合を「随時」とする。

*2　スクリーニングで境界域高 LDL-C 血症、境界域高 non-HDL-C 血症を示した場合は、高リスク病態がないか検討し、治療の必要性を考慮する。

・LDL-C は Friedewald 式(TC－HDL-C－TG/5)で計算する(ただし空腹時採血の場合のみ)。または直接法で求める。

・TG が 400 mg/dL 以上や随時採血の場合は non-HDL-C(＝TC－HDL-C)か LDL-C 直接法を使用する。ただしスクリーニングで non-HDL-C を用いる時は、高 TG 血症を伴わない場合は LDL-C との差が＋30 mg/dL より小さくなる可能性を念頭においてリスクを評価する。

・TG の基準値は空腹時採血と随時採血により異なる。

・HDL-C は単独では薬物介入の対象とはならない。

〔日本動脈硬化学会(編)：動脈硬化性疾患予防ガイドライン 2022 年版，日本動脈硬化学会，p.22，2022.〕

## ●リスク区分別脂質管理目標値

| 治療方針の原則 | 管理区分 | 脂質管理目標値(mg/dL) | | | |
| --- | --- | --- | --- | --- | --- |
| | | LDL-C | Non-HDL-C | TG | HDL-C |
| 一次予防<br>まず生活習慣の改善を行った後薬物療法の適用を考慮する | 低リスク | ＜160 | ＜190 | ＜150<br>(空腹時)<br>＜175<br>(随時) | ≧40 |
| | 中リスク | ＜140 | ＜170 | | |
| | 高リスク | ＜120<br>＜100 | ＜150<br>＜130 | | |
| 二次予防<br>生活習慣の是正とともに薬物治療を考慮する | 冠動脈疾患又はアテローム血栓性脳梗塞(明らかなアテロームを伴うその他の脳梗塞を含む)の既往 | ＜100<br>＜70 | ＜130<br>＜100 | | |

〔日本動脈硬化学会(編)：動脈硬化性疾患予防ガイドライン 2022 年版，日本動脈硬化学会，p.69,71，2022.〕

機序

指導

## Check list

Check!

【副作用】

**〈横紋筋融解症〉**

筋肉をつくっている骨格筋細胞に融解や壊死が起こり、筋肉の痛みや脱力などが生じる。症状が出ることはまれだが、早めに気づいて対処できるよう以下の初期症状を伝える。

□ 手足・肩・腰・その他の筋肉が痛む
□ 手足がしびれる
□ 手足に力が入らない
□ こわばる
□ 全身がだるい
□ 尿の色が赤褐色になる

血液検査ではクレアチンホスホキナーゼ（CK）上昇などの所見に注意する。

**〈胆石の確認〉**

フィブラート系薬を服用することで胆石ができやすくなることが知られている。胆石の治療を受けたことがあるかどうかを事前に確認する。右肋骨の下を中心とした痛みがある場合には、早めに医師に相談するよう伝える。

【生活習慣】

血中の脂質バランスが崩れる原因で最も多いのは、生活習慣の乱れである。その他の脂質異常症の原因には、遺伝因子、基礎疾患、服用中の薬物などもある。生活習慣の乱れは、脂質異常症だけでなく、糖尿病、高血圧症なども引き起こすため、まず生活習慣の改善を促す。
脂質異常症患者に対し、以下の項目を確認する。

□ 身長　□ 体重　□ 喫煙　□ アルコール摂取量
□ 運動量
□ 食生活
□ 朝食や昼食を抜いていないか
□ 寝る直前に夕食をとっていないか
□ 外食/高カロリー食/濃い味付けの食事が多くないか
□ いつもお腹いっぱい食べる/まとめ食いをしていないか
□ 早食いをしていないか

肥満がある患者に対しては、標準体重（好ましい体重）と1日のエネルギー量を計算した上で指導する。
□ 標準体重（kg）＝身長（m）$^2$ × 22
□ 1日のエネルギー量＝標準体重（kg）× 25～30kcal

【アドヒアランス】

EPA製剤は食直後（5分以内）に服用しないと吸収率が低下する。飲み忘れが心配な場合には、食事前にあらかじめ食卓に薬を出しておくなどの工夫をするとよい。

## よくあるQ&A




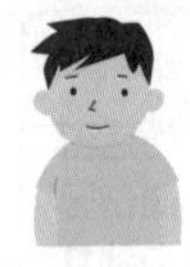

コレステロール値が高いと健康上どのような問題がありますか？

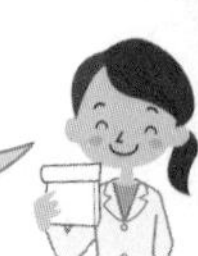

血液の中に、悪玉コレステロール（LDLコレステロール）が増えると、それが血管壁に蓄積して、動脈硬化の原因となります。動脈硬化が進むと、心筋梗塞・狭心症や脳卒中、脚などの血管が詰まる病気（閉塞性動脈硬化症）になることがあります。

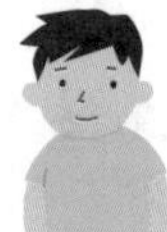

コレステロール値が下がったら薬はやめられますか？

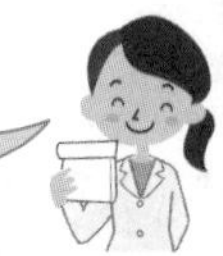

食事や運動に気をつけて適正体重を維持すると、薬なしでもコレステロールが低い状態を保てることがありますが、薬をやめるとまた高くなってしまう可能性もあります。

コレステロール値を下げることが治療の目的ではなく、動脈硬化を防ぎ、心臓や血管の病気を予防することが目的です。自己判断で薬の服用を中止するのは避けましょう。

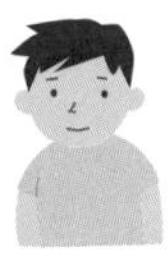

家族性高コレステロール血症（FH）と言われたのですが、これはよくある病気なのでしょうか？

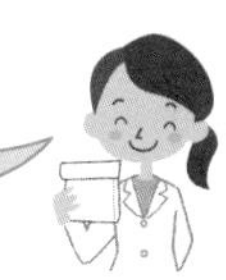

LDLコレステロールを肝臓で取り込む受容体に関係する遺伝子に異常があるため、LDLコレステロールが血液中で高くなり、若いときから動脈硬化が進んで、血管が狭くなったり詰まったりしやすくなります。この病気には、軽症と重症があります。軽症のケースは、「ヘテロ接合体」とよばれ、200～500人に1人の頻度、重症のケースは、「ホモ接合体」とよばれ、100万人に1人の頻度といわれています。
1～数種類の飲み薬を中心に治療を行い、効果が不十分であれば、PCSK9阻害薬などの注射剤が使われることがあります。

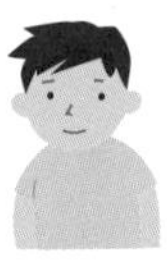

魚アレルギーですが、EPA製剤を飲むことができますか？

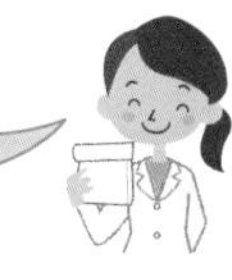

魚アレルギーの原因はタンパクであるとの報告があります。高純度のEPA製剤では、不純物としてのタンパクの混入はほとんどないと考えられます。EPA製剤によるアレルギー症状と魚アレルギーとの関連性は少ないと考えられています。

## »作用機序



●痛風発作機序と高尿酸血症治療薬の作用機序

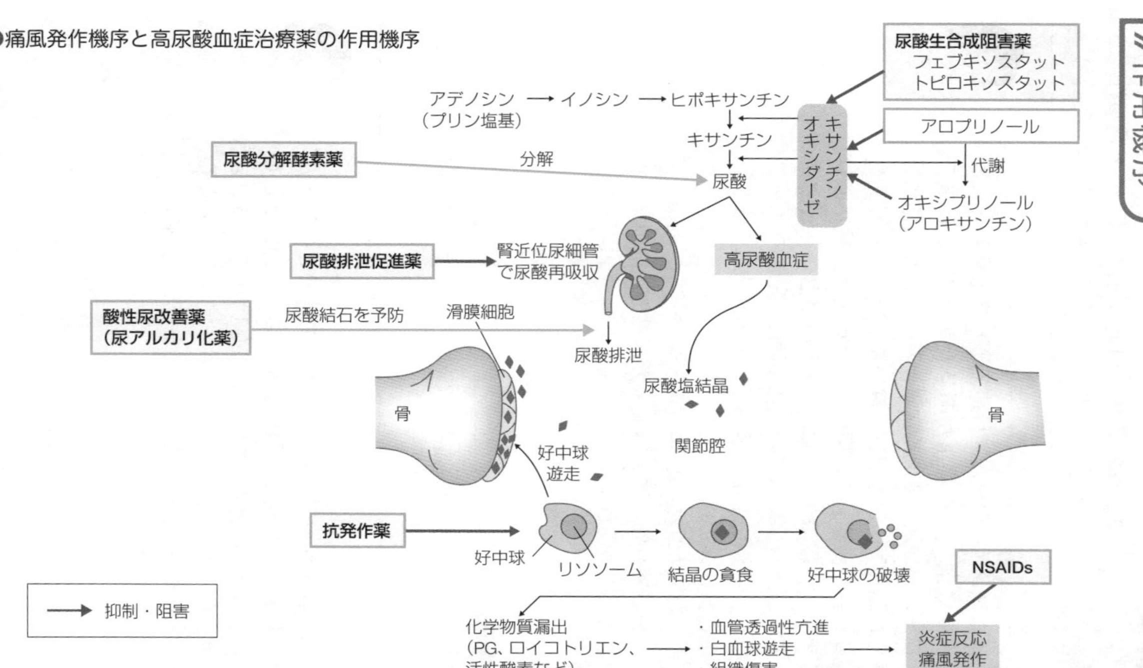

## 分類と商品名（剤形）

| 分類 | 一般名 | 商品名（剤形） | 特徴 |
|---|---|---|---|
| 尿酸生合成阻害薬 | アロプリノール | ザイロリック（錠） | アロプリノール投与により一部は未変化体のまま尿中に排泄され、残りの大部分はオキシプリノール代謝されて、48時間で投与量の約40%が尿中排泄 |
| | フェブキソスタット | フェブリク（錠） | ・非プリン型の選択的キサンチンオキシダーゼ阻害薬<br>・メルカプトプリン又はアザチオプリンを投与中の患者に対して禁忌 |
| | トピロキソスタット | ウリアデック（錠）<br>トピロリック（錠） | |
| 尿酸排泄促進薬 | プロベネシド | ベネシッド（錠） | 各種薬物（**ペニシリン、酸性非ステロイド性抗炎症薬、経口糖尿病治療薬、経口抗凝血薬**）の尿細管分泌を阻害し尿中排泄を抑制するため、その作用を増強する |
| | ベンズブロマロン | ユリノーム（錠） | 投与開始**6ヶ月**以内に**劇症肝炎**などの重篤な肝障害が発現したとの報告があるため、少なくとも初めの6ヶ月間は、定期的に肝機能検査を行うなど、観察を十分に行う必要がある |
| | ブコローム | パラミヂン（カプセル） | **抗炎症**作用、抗リウマチ作用をもつ |
| | ドチヌラド | ユリス（錠） | ・選択的尿酸再吸収阻害薬<br>・1日1回服用する |
| 尿酸分解酵素薬 | ラスブリカーゼ | ラスリテック（注射） | **がん化学療法に伴う高尿酸血症**に用いる |
| 尿アルカリ化薬 | クエン酸カリウム・クエン酸ナトリウム水和物配合薬 | ウラリット（錠、散） | 代謝物の$HCO_3^-$が尿をアルカリ化する |
| 抗発作薬 | コルヒチン | コルヒチン（錠） | 痛風発作の緩解及び予防、家族性地中海熱に用いる |

# 高尿酸血症・痛風患者へのアプローチ

## ●高尿酸血症・痛風とは

血液中の尿酸の濃度が**7.0mg/dL**を超える状態を高尿酸血症とよび、その状態が長く続き、尿酸が結晶化すると痛風になる。女性に比べて**男性**に多く発症する。

尿酸は**プリン体**が体内で分解されて生じる。プリン体は食べ物に含まれているほか、体内の細胞にある核酸を構成する成分でもある。尿酸が体内で一定量以上に増える原因は、尿酸が過剰につくられる、あるいは腎臓から尿酸がうまく排泄されないことが考えられる。高尿酸血症になると、**高血圧**、**糖尿病**、**肥満**なども同時に見られることが多く、食事や運動などの習慣を改善することが重要である。

尿酸の結晶が関節にたまると痛風関節炎、皮下にたまると痛風結節、腎臓にたまると痛風腎、尿路にたまると尿路結石など、全身のさまざまな部位に症状が現れる。関節や尿路に結晶がたまると、**激しい痛み**を生じる。

分類

| | 分類 | 特徴 |
|---|---|---|
| 高尿酸血症 | 尿酸排泄低下型 | 遺伝や肥満が関与しており、腎不全でも尿酸の排泄が低下する |
| | 尿酸産生過剰型 | プリン体を多く含む食品を過剰に摂取したり、激しい運動を行うことで、細胞が破壊され、体内で合成されるプリン体が増加することが原因となる |
| | 腎外排泄低下型 | 腸管からの尿酸排泄が低下しているために腎臓からの尿酸排泄量が増加して飽和し、高尿酸血症をきたす病態 |
| 痛風 | 原発性痛風 | ・原因が不明なもので、痛風の90%以上を占める<br>・遺伝的素因と環境因子が関係するといわれている |
| | 続発性痛風 | 基礎疾患（主に腎疾患と血液疾患）の結果起こる痛風で、頻度は少ない |

血清尿酸値＞7.0mg/dLで高尿酸血症と診断

## ●高尿酸血症治療の治療方針

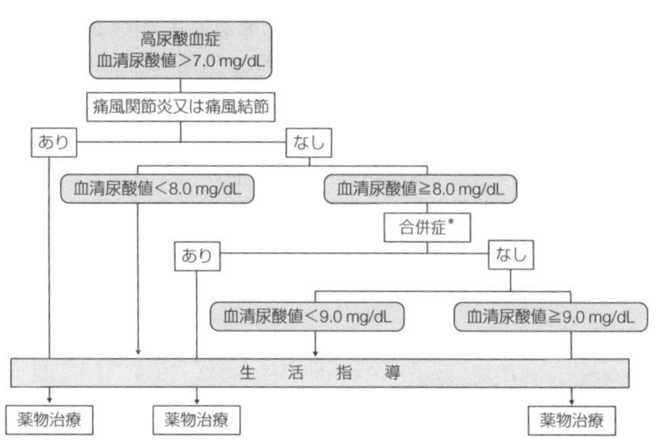


＊腎障害、尿路結石、高血圧、虚血性心疾患、糖尿病、メタボリックシンドロームなど（腎障害と尿路結石以外は血清尿酸値を低下させてイベント抑制を検討した大規模介入試験は未施行である。このエビデンスを得るための今後の検討が必要となる）

〔日本痛風・核酸代謝学会（編）：高尿酸血症・痛風の治療ガイドライン第3版，診断と治療社，p.116，2018.〕

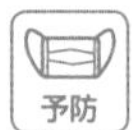


## ●プリン体を含む食品の例

| プリン体の量 | 食品名 |
|---|---|
| 特に多い | 鶏レバー、いわし干物、かつおぶしなど |
| 多い | あじ干物、かつお、牛レバー、豚レバーなど |
| 少ない | うなぎ、ベーコン、ほうれん草など |
| 特に少ない | 海藻類、鶏卵、チーズ、バターなど |

## ●尿酸の生成から排泄までの流れ

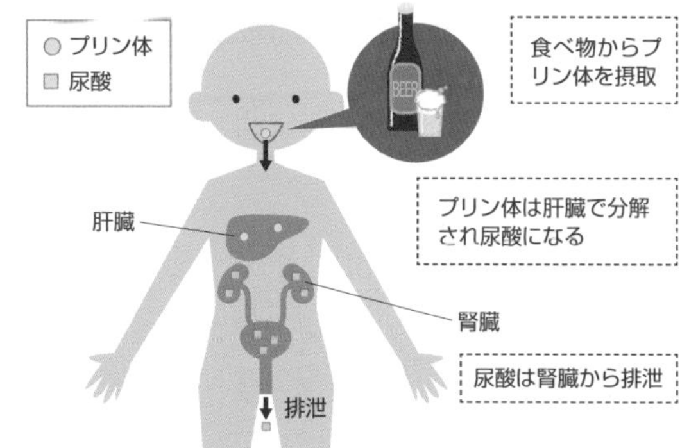

機序

指導

## Check list

### 【検査値】

**〈肝機能〉**

ベンズブロマロンは重篤な肝機能障害の報告があるため、服用開始から6ヶ月は定期的な血液検査をする必要がある。検査の実施及び検査値を確認する。

**〈腎機能〉**

腎排泄型の薬物は、腎機能が低下すると腎臓からの排泄が遅延し、高い血中濃度が持続するため、投与量や投与間隔を検討する。

### 【生活習慣】

高尿酸血症・痛風になる原因で多いのは、生活習慣の乱れである。高尿酸血症・痛風患者に対し、以下の項目を確認する。

□ 身長　□ 体重　□ 食生活　□ 喫煙
□ アルコール摂取量　□ 運動量　□ 水分摂取量

水分摂取量については、「コップで何杯」「ペットボトル何本」など、具体的に摂取量を確認する。多めの水分摂取は尿酸値の低下を促すため、医師の指示がなければ1日2L程度を目安に水やお茶で水分を補給するよう指導する。ジュースは痛風発作リスクを高めるので避けるよう伝える。

また、約80%が生活習慣病を合併しているといわれているため、合併症の有無についても確認する。

□ 腎障害　□ 尿路結石とその既往　□ 高血圧症
□ 脂質異常症　□ 糖尿病　□ 虚血性心疾患

肥満がある患者に対しては標準体重（好ましい体重）を計算した上で指導する。

□ 標準体重（kg）＝身長（m）$^2$ × 22

【アドヒアランス】
処方日数と来局日などから、服用状況を確認する。痛風発作がなく、尿酸値が正常な状態では自覚症状がないため、飲み忘れが起きやすくなる。服薬中断によるリスクを説明し、アドヒアランス向上を目指す。

## よくある Q&A



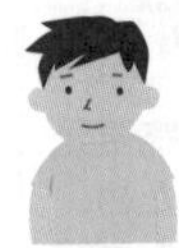

もうずっと痛風発作は起きていません。いつまで服用する必要がありますか？

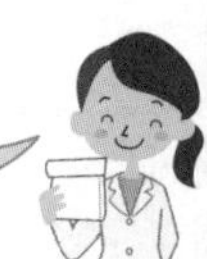

痛風発作がなくても、高尿酸血症を放置すると腎障害のリスクが高まることが報告されており、尿酸値を6mg/dL以下に保つ必要があります。自己判断で服薬を中止することは避けましょう。

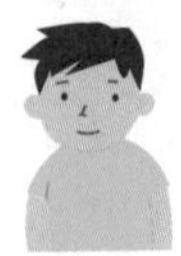

これまで一度も痛風発作もなく、ただ尿酸値が高いだけなのですが、薬を飲まないといけないのでしょうか？

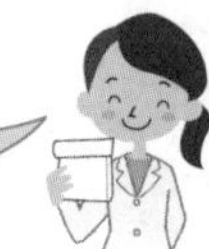

痛風発作がない無症候性高尿酸血症であって、腎障害や高血圧などの合併症がなければ、食事療法などの経過観察で十分とする見解もあります。治療方法について、医師とよく相談することをおすすめします。

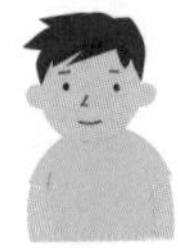

ビール以外のお酒なら飲んでも問題ないですか？

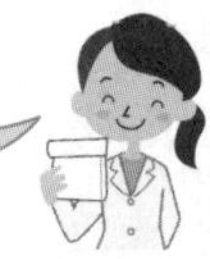

プリン体量が少なくても、アルコール自体に尿酸値を上昇させる作用があります。また、アルコールはカロリーが高いものが多く、さらに、おつまみなどを食べることでエネルギーの過剰摂取につながり、尿酸値が上昇するリスクが高まるため、適量を守りましょう。

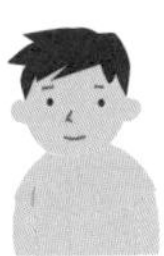

食事ではどのようなことに気をつければよいですか？

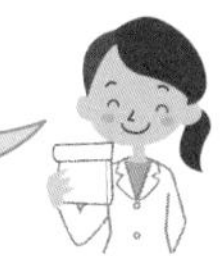

高プリン食は極力控えましょう。乳製品は血清尿酸値を低下させ、痛風の発症リスクを高めないため、積極的にとることが望ましいとされています。
また、尿酸は酸性尿での溶解度が低く、尿中に十分に尿酸を排泄するためには尿のアルカリ化が有利であると考えられ、アルカリ性食品（野菜など）の摂取が推奨されています。

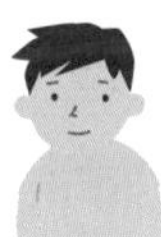

食事療法と禁酒、服薬により尿酸値は正常になりました。
いつまで服薬を続ければよいですか？

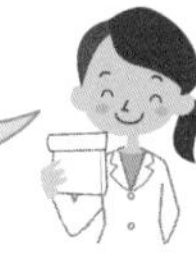

服薬を中止することによって、尿酸値が高くなる可能性があります。いつまで服薬を続ければよいかに関する研究はまだありませんが、数年間は服薬の必要があります。引き続き食事療法や飲酒、運動に気を配り、服薬も継続しましょう。

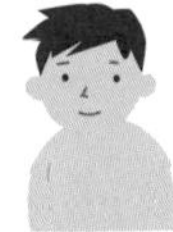

定期的に筋トレをしています。運動をする上で気をつけることはありますか？

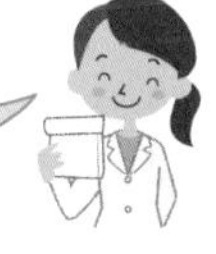

痛風・高尿酸血症の運動療法としては、筋トレのような無酸素運動より、ジョギングなどの有酸素運動が推奨されています。

## 》作用機序



●糖質コルチコイド製剤の作用機序

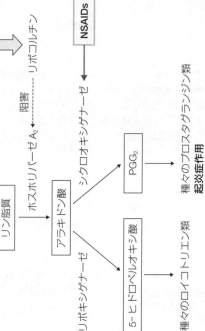

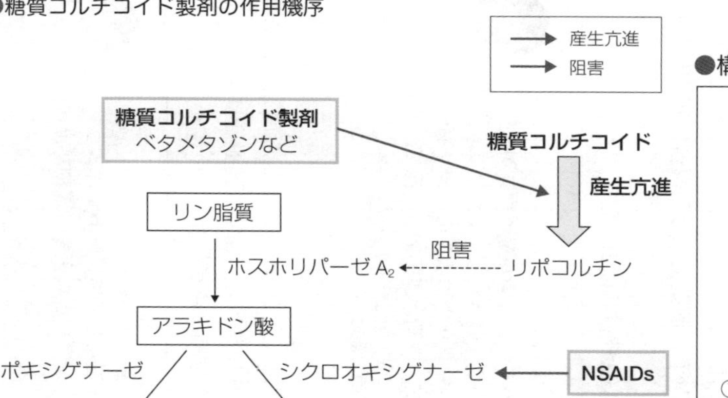


●構造活性相関

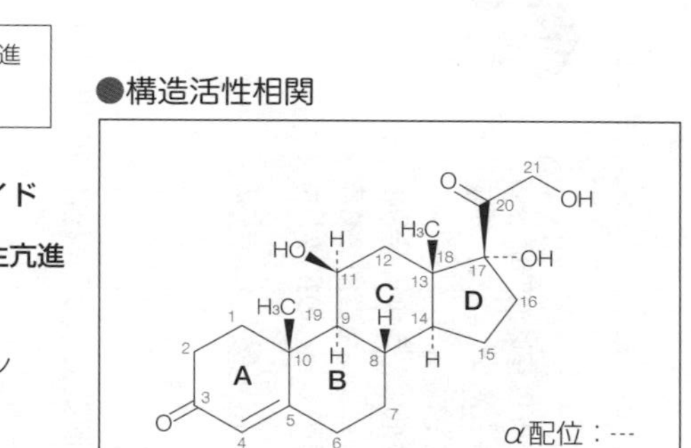


① 11β-OH は糖質コルチコイド作用発現に**必須**

② A 環に二重結合が 2 個→糖質コルチコイド作用**増強**、鉱質コルチコイド作用**減弱**

③ 9α位への F の導入：糖質コルチコイド作用**増強**、鉱質コルチコイド作用**増強**

④ 16 位のメチル化・OH 化：糖質コルチコイド作用**増強**、鉱質コルチコイド作用**減弱**

## 内服薬の分類と特徴

| 分類 | 一般名 | 商品名（剤形） | 血中半減期（hr） | 生物学的半減期（hr） | 力価比（対コルチゾール）* 抗炎症作用 | 電解質作用 |
|---|---|---|---|---|---|---|
| 短時間型 | ヒドロコルチゾン | コートリル（錠） | 1.5 | 8-12 | 1 | 1 |
| | コルチゾン酢酸エステル | コートン（錠） | 1.5 | 8-12 | 0.8 | 0.8 |
| 中間型 | プレドニゾロン | プレドニン（錠） | 2.75 | 18-36 | 4 | 0.8 |
| | メチルプレドニゾロン | メドロール（錠） | 3.0 | 18-36 | 5 | 0.5 |
| | トリアムシノロン | レダコート（錠） | 4.2 | 24-48 | 5 | 0 |
| 長時間型 | デキサメタゾン | デカドロン（錠） | 5.0 | 36-54 | 25-30 | 0 |
| | ベタメタゾン | リンデロン（錠） | 5.0 | 36-54 | 25-30 | 0 |

＊生理的糖質コルチコイドとしてのコルチゾールの抗炎症作用とコルチゾールの電解質作用（鉱質コルチコイド作用）をそれぞれ1としたときの効力比。
なお、コルチゾールの鉱質コルチコイド作用は糖質コルチコイド作用の約15分の1とされている

## ▷ 外用薬の分類と商品名（剤形）

| 強さ | 一般名 | 商品名（剤形） |
|---|---|---|
| ストロンゲスト（strongest） | クロベタゾールプロピオン酸エステル | デルモベート（軟膏、クリーム、スカルプローション） |
| | | コムクロ（シャンプー） |
| | ジフロラゾン酢酸エステル | ダイアコート（軟膏、クリーム） |
| ベリーストロング（very strong） | モメタゾンフランカルボン酸エステル | フルメタ（軟膏、クリーム、ローション） |
| | ベタメタゾン酪酸エステルプロピオン酸エステル | アンテベート（軟膏、クリーム、ローション） |
| | フルオシノニド | トプシム（軟膏、クリーム、Eクリーム、ローション、スプレー） |
| | ベタメタゾンジプロピオン酸エステル | リンデロン-DP（軟膏、クリーム、ゾル） |
| | ジフルプレドナート | マイザー（軟膏、クリーム） |
| | アムシノニド | ビスダーム（軟膏、クリーム） |
| | ジフルコルトロン吉草酸エステル | ネリゾナ（軟膏、クリーム、ユニバーサルクリーム、ソリューション）、テクスメテン（軟膏、ユニバーサルクリーム） |
| | 酪酸プロピオン酸ヒドロコルチゾン | パンデル（軟膏、クリーム、ローション） |

| | | |
|---|---|---|
| **ストロング**（strong） | デプロドンプロピオン酸エステル | エクラー（軟膏、クリーム、ローション、プラスター） |
| | デキサメタゾンプロピオン酸エステル | メサデルム（軟膏、クリーム、ローション） |
| | デキサメタゾン吉草酸エステル | ボアラ（軟膏、クリーム） |
| | ベタメタゾン吉草酸エステル | ベトネベート（軟膏、クリーム） |
| | | リンデロン-V（軟膏、クリーム、ローション） |
| | フルオシノロンアセトニド | フルコート（軟膏、クリーム、外用液、スプレー） |
| **ミディアム**（medium） | プレドニゾロン吉草酸エステル酢酸エステル | リドメックスコーワ（軟膏、クリーム、ローション） |
| | トリアムシノロンアセトニド | レダコート（軟膏、クリーム） |
| | アルクロメタゾンプロピオン酸エステル | アルメタ（軟膏） |
| | クロベタゾン酪酸エステル | キンダベート（軟膏） |
| | ヒドロコルチゾン酪酸エステル | ロコイド（軟膏、クリーム） |
| | デキサメタゾン | オイラゾン（クリーム） |
| **ウィーク**（weak） | プレドニゾロン | プレドニゾロン（軟膏、クリーム） |

# 副腎皮質ホルモン関連薬 患者へのアプローチ

## ●副腎とは

副腎は腎臓の近くに左右1つずつある臓器である。生命維持に欠かせないホルモンを分泌する役割を担っている。「腎」という字が付いているが、腎臓の働きとは関連はない。副腎は**皮質**と**髄質**に分けられ（右図）、それぞれ働きの異なるホルモンを分泌する。

●体内における副腎の位置と副腎の内部

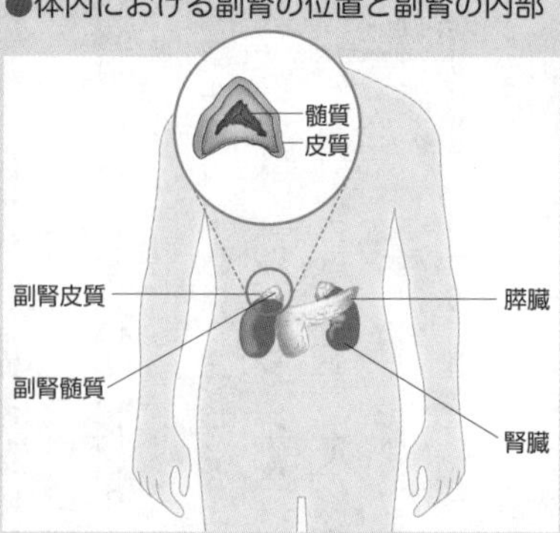


## ●副腎皮質ホルモン関連薬とは

副腎皮質から分泌されるホルモン（ステロイドホルモン）の成分をもとにつくられたものが、ステロイドとよばれる薬である。炎症を抑えたり、免疫の働き（自分の体のある部分を敵と間違えて攻撃してしまう働き）を弱める。さまざまな病気に使われており、外用薬のほか、内服薬、注射剤、吸入剤などがある。

●ステロイド薬が使用される疾患の例

| 疾患 | 例 |
|---|---|
| 内分泌疾患 | 慢性副腎皮質機能不全、急性副腎皮質機能不全 |
| リウマチ性疾患 | 関節リウマチ、膠原病、全身性エリテマトーデス、多発性筋炎、強皮症 |
| 腎疾患 | ネフローゼ症候群 |
| アレルギー性疾患 | 気管支喘息 |
| 血液疾患 | 溶血性貧血、特発性血小板減少性紫斑病 |
| 消化器疾患 | 潰瘍性大腸炎 |
| 肝疾患 | 自己免疫性肝炎 |
| 肺疾患 | 間質性肺炎 |
| 結核性疾患 | 結核性髄膜炎 |
| 神経疾患 | 多発性硬化症 |
| 悪性腫瘍 | 悪性リンパ腫、白血病 |
| 外科疾患 | 臓器移植後の拒絶反応の抑制 |
| 皮膚科疾患 | アトピー性皮膚炎、蕁麻疹、乾癬 |
| 眼科疾患 | ぶどう膜炎 |
| 耳鼻咽喉科疾患 | 口内炎 |

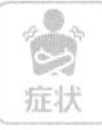


## ●ステロイド薬を使用することで起きやすい副作用

| 副作用 | 主な初期症状 |
|---|---|
| 血栓症（血栓塞栓症、塞栓症、梗塞） | 手足のしびれ、呼吸困難、胸痛 |
| 接触性皮膚炎 | ひりひり感、赤み、蕁麻疹 |
| 白内障 | 視力低下、ピントが合いにくい |
| 緑内障 | 視野狭窄、目のかすみ、目の痛み、頭痛、吐き気 |
| 高血糖 | のどが渇く、多飲、多尿 |
| 骨粗しょう症 | 身長が2cm以上低くなった、背中が丸くなった |
| 低カリウム血症 | 筋力低下、不整脈 |
| 低カルシウム血症 | しびれ、知覚異常、テタニー、不整脈 |
| 脂質異常症 | 動脈硬化のリスク |
| 認知障害 | 記憶障害、幻覚、精神運動低下、気分変調 |
| せん妄 | 睡眠覚醒リズムの変化、不安症状、見当識障害、思考の錯乱 |

## ●ステロイド外用薬の使用量の目安

副腎皮質ステロイド性薬外用剤では、使用量の目安として**FTU(フィンガーチップユニット)**を使う。1FTU は大人の手のひら２枚分ぐらいの面積に塗ることができる(体表面積の約 2%)。

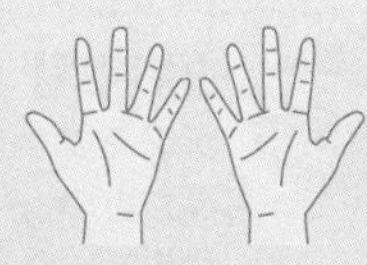

**〈軟膏・クリームの場合〉**
1FTU は大人の人差し指の一番先から第１関節にのる量で、約 0.5g に相当(チューブの口径が 5mm 程度の場合)。

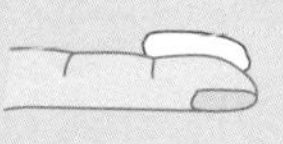

**〈ローションの場合〉**
1FTU は１円玉大で、約 0.5g に相当。
※自己判断で増減せずに常に医師に指示された量を塗る。

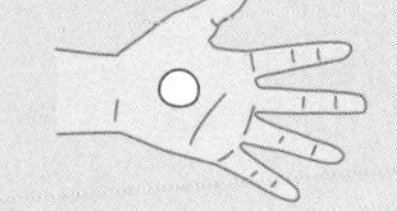

**〈プロアクティブ療法〉**
プロアクティブ（proactive）療法は、再燃をよく繰り返す皮疹に対して、ステロイド外用薬やタクロリムス軟膏により速やかに炎症を軽減し寛解導入した後に、保湿外用薬によるスキンケアに加え、ステロイド外用薬やタクロリムス軟膏を定期的に（週2回など）塗布し、寛解状態を維持する治療法である。

日本皮膚科学会　ガイドライン　検索

## Check list

### ● 内服の場合

**【副作用】**

**〈感染症〉**

連用や化学療法併用の場合、免疫機能抑制作用により易感染状態となることがある。治療中は、以下の感染防止対策を行うよう指導する。

□ うがい　□ 手洗い　□ マスク

また、副腎皮質ホルモン関連薬を長期投与した場合に、以下の疾患を発現することが多いため、既往歴のある患者には特に注意する。

□ 糖尿病　□ 高血圧症　□ 骨粗しょう症　□ うつ病
□ 緑内障　□ 後嚢白内障

**【併用薬】**

デスモプレシン酢酸塩水和物（中枢性尿崩症、夜尿症治療薬）との併用で、低ナトリウム血症が発現するおそれがあるため禁忌である。
また、投与中に水痘又は麻しんに感染すると致命的な経過をたどることがあるため、投与前に既往や予防接種の有無を確認しておく。長期あるいは大量投与中の患者、又は投与中止後6ヶ月以内の患者では、免疫機能が低下していることがあり、生ワクチンを接種しないこととされている。

【アドヒアランス】

〈服用のタイミング〉

糖質コルチコイド分泌には日内リズムがあり、分泌は早朝にピークとなり、夜間に低値となる。不眠につながるため、原則として朝食後服用とする。しかし、関節リウマチなどで炎症が強い場合には、昼食後以降の時間での投与も検討されることもある。

〈薬の中止・漸減〉

連用後、症状が改善したからといって、自己判断で急に投与中止すると、以下の症状が現れる場合がある。

☐ 発熱　☐ 頭痛　☐ 食欲不振　☐ 脱力感
☐ 筋肉痛　☐ 関節痛　☐ショック

これは、ステロイド連用内服により副腎皮質刺激ホルモンの分泌が抑制された状態が長期間続くと、副腎皮質が萎縮し、本来であれば体内で分泌されるべきホルモンが出にくくなるためである。このため投与を中止する場合には、徐々に減量するなど慎重に行う必要がある。これらの症状が現れた場合には、直ちに再投与又は増量する必要があるため、すぐに医師に相談するよう指導する。

【高齢者への注意】

長期投与した場合、以下の症状が現れやすいため、慎重に投与する。

☐ 感染症の誘発　☐ 糖尿病　☐ 骨粗しょう症
☐ 血圧上昇　☐ 後嚢白内障　☐ 緑内障

● 外用の場合

【アドヒアランス】

使用する体の部位により、ステロイド外用剤の吸収率は異なるため、医師から指示された部位以外への使用は避けるよう指導する。

また、皮膚科医によって見解が分かれることが多いため、患者へ一般的な指導をする前に「医師から使用法を詳しく聞きましたか」と確認してから、服薬指導を進めるよう心がける。医師と薬剤師が指導した内容が異なり、患者を混乱させてしまうことは避ける。

## よくある Q&A

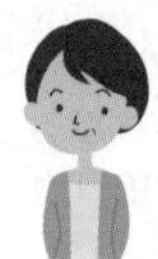

ステロイド薬を服用すると、消化性潰瘍になると聞きました。胃がもともと強いタイプではないので不安です。

診察の際、胃の症状について医師には相談されていますか？　吐き気や胃痛がありましたら胃薬の追加処方も検討するため、医師や薬剤師に相談してください。

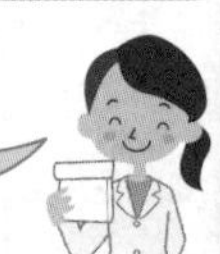

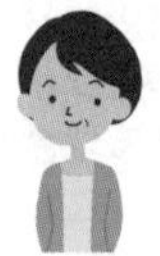

ステロイド薬と聞くと、顔が丸くなるなど副作用が多く怖いイメージがあり、飲み薬には抵抗があります。どうしてもステロイド薬を飲まないとだめですか？

確かに一般的な印象として、ステロイドは怖い薬というイメージがついていますね。しかし、ステロイドはもともと私たちの身体の中でもつくられているホルモンであることをご存知ですか？　例えば男性ホルモンや女性ホルモンなどの性ホルモンや副腎皮質ホルモンは、ステロイドであり、体の機能を維持するために欠かせない働きをしています。医師から指示された用法・用量をしっかり守り、服薬することで、炎症などの症状を素早くとる、頼りになる治療薬でもあります。満月様顔貌（ムーンフェイス）などステロイド薬に特徴的な副作用が仮に起こったとしても、多くはステロイド薬の減量により改善しますので安心してください。

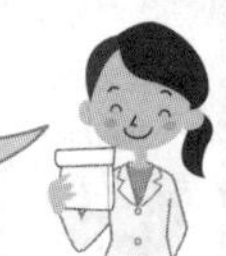

機序
指導

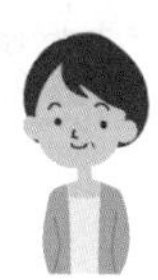

ステロイドの塗り薬を使うと、皮膚が黒くなるということを聞いたことがあります。
シミが残るのは嫌です。

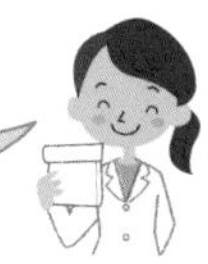

皮膚が黒くなるのは、ステロイド外用剤によるものではありません。炎症を起こした皮膚が、治癒する過程で一時的に色素沈着を起こすためです。炎症が落ち着けば、徐々に消えていきます。

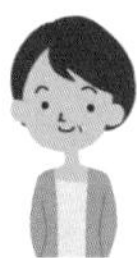

この塗り薬はステロイドが入っているのですね…
全身への副作用が心配です。

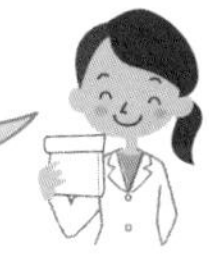

ステロイド外用剤の治療において、塗布した部位のみに作用するため、全身への副作用が起こることはまれです。仮に生じたとしても軽度で、中止すれば改善することが多いです。むしろ、ステロイド外用剤は、患部の炎症を速やかに鎮めます。医師からの指示された用法を守って治療することで、症状改善までの期間を短縮できます。

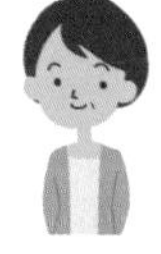

虫に刺されて顔がとてもかゆいです。以前に家族が病院からもらっていた塗り薬（クロベタゾールプロピオン酸エステル軟膏0.05%）があるので使ってもよいですか？

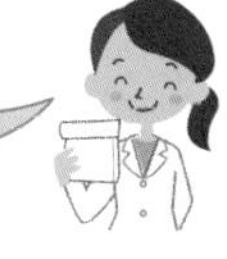

ステロイド外用剤の身体への吸収は、使用部位ごとに大きく異なります。顔や陰部は皮膚がとても薄く、薬の吸収率が非常に高いため、弱いランクのステロイド外用剤の使用が推奨されます。医師に指示された部位以外への使用は控えましょう。また、以前もらった薬や他の方からもらった薬は使用しないでください。

## 》作用機序

### ●抗菌薬の作用機序

→ 阻害

細菌

細胞壁

ペプチドグリカン

細胞質

細胞膜

トランスペプチダーゼ

*N*-アセチルムラミン酸 + *N*-アセチルグルコサミン

1)細胞壁合成阻害薬
β-ラクタム系
(ペニシリン系、セフェム系、ペネム系など)

1)細胞壁合成阻害薬
グリコペプチド系

1)細胞壁合成阻害薬
ホスホマイシン系

2)タンパク質合成阻害薬
アミノグリコシド系
クロラムフェニコール系
マクロライド系
テトラサイクリン系
リンコマイシン系など
4)葉酸合成阻害薬
スルホンアミド系
5)核酸合成阻害薬
ニューキノロン系、リファマイシン系

3)細胞膜機能阻害薬
ポリペプチド系
環状リポペプチド系

### ●抗菌薬の作用点(全体像)

細胞壁 → *N*- アセチルグルコサミン + *N*- アセチルムラミン酸
↓トランスペプチダーゼ
ペプチドグリカン「細胞壁の主成分」

細胞膜

細胞質 →
・タンパク質合成
・核酸合成(DNA、RNA 合成)
・葉酸合成

### ●抗菌薬の作用点に基づく分類

1)細胞壁合成阻害薬
・β- ラクタム系
【機序】細胞壁合成酵素トランスペプチダーゼ(PBP)活性を阻害
・グリコペプチド系
【機序】細胞壁合成の前駆体 D-Ala-D-Ala と結合
・ホスホマイシン系
【機序】細胞壁合成初期段階の UDP サイクルを阻害⇒*N*- アセチルムラミン酸合成阻害

2)タンパク質合成阻害薬〔リボソーム 30S サブユニット(以下 30S)、50S サブユニット(以下 50S)〕
・アミノグリコシド系:30S・50S※ストレプトマイシンは、30S に特異的に結合
・クロラムフェニコール系:50S、リンコマイシン系:50S
・マクロライド系:50S、テトラサイクリン系:30S
・リネゾリド:【機序】50S に結合し翻訳過程の 70S 開始複合体の形成を阻害
・ムピロシン:【機序】イソロイシル -tRNA 合成酵素を競合的に阻害

3)細胞膜機能阻害薬
・ポリペプチド系
【機序】細胞膜と結合し細胞膜の透過性を亢進
・環状リポペプチド系
【機序】細胞膜と結合し、膜電位を脱分極させるとともに、膜電位を焼失させる

4)葉酸合成阻害薬
・スルホンアミド系
【機序】PABA と競合拮抗(ジヒドロプテロイン酸合成酵素阻害)し、葉酸合成阻害

5)核酸合成阻害薬
・ニューキノロン系
【機序】DNA ジャイレース・トポイソメラーゼ Ⅳ 阻害
・リファマイシン系
【機序】RNA ポリメラーゼ阻害(抗結核菌作用)

## 細菌の分類

| | | | |
|---|---|---|---|
| グラム染色陽性 | グラム陽性球菌 | 腸球菌属 | ブドウ球菌属 |
| | | 肺炎球菌 | レンサ球菌属 |
| | グラム陽性桿菌 | ジフテリア菌 | 放線菌類 |
| | | セレウス菌 | リステリア菌 |
| | | 炭疽菌 | |
| | 嫌気性菌 | クロストリジウム属 | プロピオニバクテリウム属 |
| | | クロストリディオイデス属 | ペプトストレプトコッカス属 |
| グラム染色陰性 | | バクテロイデス属 | プレボテラ属 |
| | グラム陰性球菌 | 髄膜炎菌 | 淋菌 |
| | | モラクセラ・カタラーリス | |
| | グラム陰性桿菌 | アシネトバクター属 | ビブリオ属 |
| | | インフルエンザ菌 | 百日咳菌 |
| | | エンテロバクター属 | ブルセラ属 |
| | | カンピロバクター属 | プロテウス属 |
| | | サルモネラ属 | プロビデンシア属 |
| | | シトロバクター属 | ペスト菌 |
| | | 赤痢菌 | ヘリコバクター属 |
| | | セラチア属 | モルガネラ・モルガニー |
| | | 大腸菌 | 野兎病菌 |
| | | 腸炎エルシニア | 緑膿菌 |
| | | 軟性下疳菌 | レジオネラ菌 |
| | | 肺炎桿菌（クレブシエラ属） | |
| | スピロヘータ | トレポネーマ属 | レプトスピラ属 |
| | | ボレリア属 | |
| | 特殊細菌 | クラミジア属 | |
| その他 | | マイコプラズマ属 | リケッチア属 |
| | 抗酸菌 | 結核菌 | らい菌 |
| | | 非結核性抗酸菌 | |

## 経口抗菌薬の分類と商品名（剤形）

| 分類 | 一般名 | 商品名（剤形） | 略号 |
|---|---|---|---|
| β-ラクタム系 ペニシリン系 | アンピシリン | ビクシリン（カプセル、DS） | ABPC |
| | バカンピシリン | ペングッド（錠） | BAPC |
| | アモキシシリン | パセトシン（カプセル、細粒） | AMPC |
| | | サワシリン（錠、カプセル、細粒） | |
| セフェム系 | セファレキシン | ケフレックス（カプセル、顆粒、シロップ用細粒） | CEX |
| | セフロキシム アキセチル | オラセフ（錠） | CXM-AX |
| | セフィキシム | セフスパン（カプセル、細粒） | CFIX |
| | セフテラム ピボキシル | トミロン（錠、細粒） | CFTM-PI |
| | セフポドキシム プロキセチル | バナン（錠、DS） | CPDX-PR |
| | セフジニル | セフゾン（カプセル、細粒） | CFDN |
| | セフジトレン ピボキシル | メイアクト（錠、細粒） | CDTR-PI |
| | セフカペン ピボキシル | フロモックス（錠、細粒） | CFPN-PI |
| ペネム系 | ファロペネム | ファロム（錠、DS） | FRPM |
| カルバペネム系 | テビペネム ピボキシル | オラペネム（細粒） | TBPM-PI |
| β-ラクタマーゼ阻害薬 | クラブラン酸/アモキシシリン | オーグメンチン（錠） | CVA/AMPC |
| | | クラバモックス（DS） | |
| | スルタミシリン | ユナシン（錠、細粒） | SBTPC |
| ニューキノロン系 | ノルフロキサシン | ノルフロキサシン（錠） | NFLX |
| | | バクシダール（錠） | |
| | シプロフロキサシン | シプロキサン（錠） | CPFX |
| | ロメフロキサシン | バレオン（錠、カプセル） | LFLX |
| | トスフロキサシン | オゼックス（錠、細粒） トスキサシン（錠） | TFLX |

| | | | |
|---|---|---|---|
| | モキシフロキサシン | アベロックス（錠） | MFLX |
| | ガレノキサシン | ジェニナック（錠） | GRNX |
| | シタフロキサシン | グレースビット（錠、細粒） | STFX |
| | レボフロキサシン | クラビット（錠、細粒） | LVFX |
| | ラスクフロキサシン | ラスビック（錠） | LSFX |
| | プルリフロキサシン | スオード（錠） | PUFX |
| マクロライド系 | エリスロマイシン | エリスロマイシン（錠） | EM |
| | ジョサマイシン | ジョサマイ（シロップ、DS） | JM |
| | ロキシスロマイシン | ルリッド（錠） | RXM |
| | クラリスロマイシン | クラリス（錠、DS） | CAM |
| | | クラリシッド（錠、DS） | |
| | アジスロマイシン | ジスロマック（錠、細粒、カプセル） | AZM |
| | スピラマイシン | アセチルスピラマイシン（錠） | AC-SPM |
| リンコマイシン系 | リンコマイシン | リンコシン（カプセル） | LCM |
| | クリンダマイシン | ダラシン（カプセル） | CLDM |
| テトラサイクリン系 | ドキシサイクリン | ビブラマイシン（錠） | DOXY |
| | テトラサイクリン | アクロマイシン（カプセル、末、トローチ） | TC |
| | ミノサイクリン | ミノマイシン（錠、カプセル、顆粒） | MINO |
| アミノグリコシド系 | カナマイシン | カナマイシン（カプセル、シロップ） | KM |
| ホスホマイシン系 | ホスホマイシン | ホスミシン（錠、DS） | FOM |
| グリコペプチド系 | バンコマイシン | 塩酸バンコマイシン（散） | VCM |
| オキサゾリジノン系 | リネゾリド | ザイボックス（錠） | LZD |
| | テジゾリド | シベクトロ（錠） | TZD |
| クロラムフェニコール系 | クロラムフェニコール | 添付文書参照 | CP |

# ▷ 抗菌薬 患者へのアプローチ

## ●抗菌薬とは

抗菌薬とは、細菌の構造を壊したり、細菌が増えていくのを抑える薬である。細菌は肉眼では見えないほど小さな生物で、栄養があれば、自分と同じ細菌を増やしていくことができる。乳酸菌や納豆菌などのように、人に有益な働きをする細菌がいる一方、人の体に入って病気を起こす細菌もいる。病気を起こす細菌として、結核菌や大腸菌などがある。

細菌が引き起こす感染症の種類はさまざまで、その種類によって原因となる菌は異なる。体のどこで問題が起きているのか、**原因菌**は何かを考えた上で、医師はどのような治療を行うかを決める。抗菌薬を服用する量や期間は**感染症が起きている場所**と**原因菌**の組合せで変わる。

症状

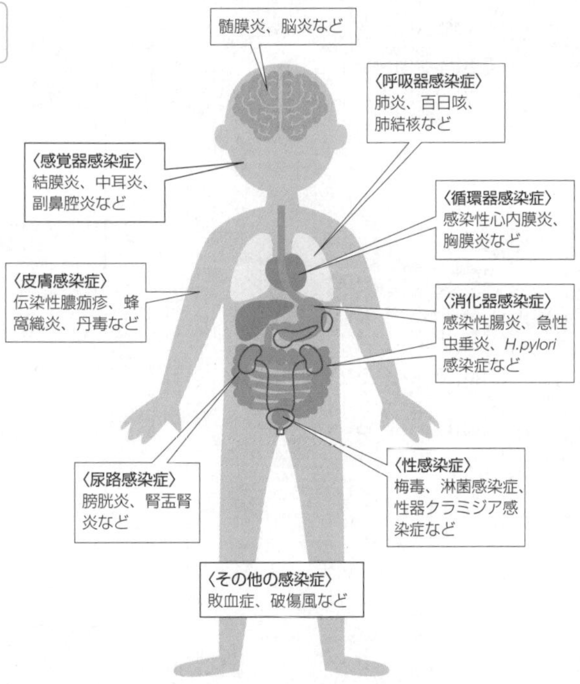

髄膜炎、脳炎など

〈呼吸器感染症〉
肺炎、百日咳、
肺結核など

〈感覚器感染症〉
結膜炎、中耳炎、
副鼻腔炎など

〈循環器感染症〉
感染性心内膜炎、
胸膜炎など

〈皮膚感染症〉
伝染性膿痂疹、蜂窩織炎、丹毒など

〈消化器感染症〉
感染性腸炎、急性虫垂炎、*H.pylori* 感染症など

〈尿路感染症〉
膀胱炎、腎盂腎炎など

〈性感染症〉
梅毒、淋菌感染症、性器クラミジア感染症など

〈その他の感染症〉
敗血症、破傷風など

## 薬剤耐性菌

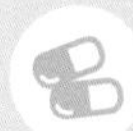

●薬剤耐性菌は世界の問題

薬剤耐性菌とは、抗菌薬の使用に伴って病原体が変化し、特定の種類の抗菌薬や抗生物質が**効きにくくなる、又は効かなくなる**菌のことである。現在、世界では薬剤耐性が原因で70万人が亡くなっている。

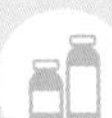

●薬剤耐性はなぜ起きるのか

薬剤耐性菌が現れるのは、抗菌薬を不適切に使用することと関連がある。

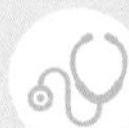

●薬剤耐性菌が増えるとどのような影響があるか

・感染症が治りにくくなる

⇒使用できる薬の種類が限られるため、治療に時間がかかる。

・さまざまな医療が困難になる

⇒抗菌薬が効かない状態で感染症の予防や治療を行うことは難しく、安全な医療が行えなくなる。

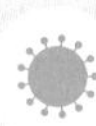

NG ●風邪をひいたので抗菌薬を飲む

抗菌薬は肺炎、膀胱炎、中耳炎など、細菌による病気に有効な薬である。風邪やインフルエンザなど、**ウイルス**が原因の病気には効かない。

NG ●具合がよくなったので飲むのをやめる

具合がよくなったと思っても、体内に**菌が残っている**ことがある。医師の指示どおりに薬を飲み切る。

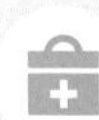

NG ●抗菌薬を保管しておく

抗菌薬をとっておいて具合が悪くなったときに飲んだり、人にあげたり、人からもらったりしない。

●国民の薬剤耐性に関する意識調査

結果から、抗生物質の使い方を正しく理解している人は多くないことがわかる。

実施年月と回答者数：2019年9月（3,218人）、2020年9月（3,200人）

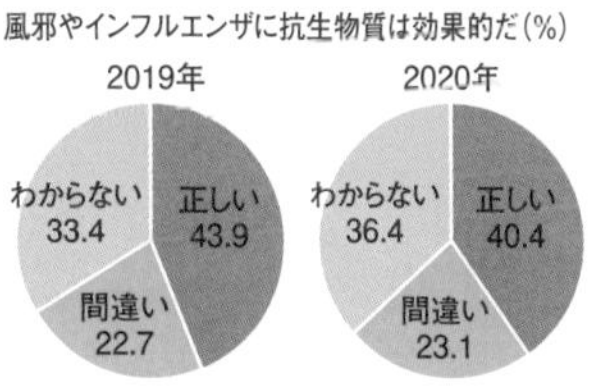


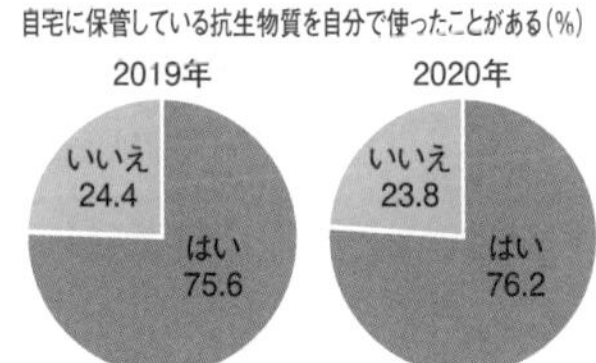


（参考：薬剤耐性ワンヘルス動向調査年次報告書）

機序
指導

## Check list

**【副作用】**

**〈アレルギー〉**

抗菌薬の使用により、発疹や皮膚・目のかゆみなどのアレルギー反応が見られることがある。重症なアレルギーでは、気管支喘息やアナフィラキシー・ショックを起こすことがある。ペニシリン系やセフェム系でアレルギーが多いため、服用前にアレルギーの有無を必ず確認する。ただし、ペニシリンアレルギーとの自己認識のある方のうち、実際にアレルギー反応を呈する方は少数しかいない、との報告もあり、アレルギーがあっても医師の観察のもと、処方が行われることもある。

**〈尿・便〉**

抗菌薬により、腸内細菌叢に変化が起こるため、下痢や軟便、便秘になる場合がある。ひどい便通の変化でなければ、処方された日数分を飲み切る必要があるが、我慢できないほどの変化の場合には、すぐに医療機関を受診するよう指導する。以下の抗菌薬により尿の色が変化することがあるため、事前に患者に伝える。

□ セフジニル　□ ミノサイクリン　□ リファンピシン

**〈QT延長〉**

腎機能障害や肝機能障害がある患者では代謝・排泄に影響があるため、投与量の調節が必要になる場合がある。また、てんかんや心疾患（QT延長）などの疾患を悪化させることがある。必ず併存疾患のチェックを行う。

**【相互作用】**

他院・他科で既に別の抗菌薬が投与されている場合などもあるため、併用薬を必ず確認する。特に相互作用を起こしやすい以下の薬物に注意する。

□ クラリスロマイシン（CYP3A阻害作用）
□ 金属イオン（ニューキノロン系抗菌薬の吸収阻害）
□ 酸性NSAIDs（ニューキノロン系抗菌薬の併用による痙攣誘発）

【アドヒアランス】

抗菌薬は、**時間依存性薬剤**と**濃度依存性薬剤**に分けられる。また、起因菌や感染臓器により、適切な投与期間がある。添付文書や抗菌薬の手引きなどを参照し、不適切な処方であれば疑義照会を行うなど、抗菌薬が有効に使用されるよう心がける。

薬剤耐性（AMR）の拡大を防ぐためにも、抗菌薬を服用する際は必ず用法・用量を守り、症状が軽くなったからといって途中で服用をやめないように指導する。

【乳幼児・小児への注意】

乳幼児・小児では、一般的に年齢や体重で投与量を決定するため、こまめに確認する。ピボキシル基を含む抗菌薬では、低カルニチン血症を伴う低血糖を引き起こす可能性があるため、以下を投薬する場合には注意する。

□ セフカペン　□ セフジトレン　□ テビペネム

特に空腹や発熱など、消耗性疾患の場合には注意が必要である。

クラリスロマイシンのドライシロップ（DS）は、カルボシステインDSなどの酸性の薬剤と同時又は直後に服用すると苦味が出ることがあるため、保護者へ飲ませ方を指導する。

【高齢者への注意】

高齢者では合併症や併用薬が多く、代謝能が低下しているため、通常の患者よりも注意が必要である。また、認知機能低下などにより、1日4回以上の複雑な用法では飲み間違いが起こる可能性がある。服薬介助のできる家族や介護者がいる時間に確実に飲んでもらうことができるような工夫が必要である。また、介護施設に入所している場合には、施設内感染や他の感染症への注意も必要である。

## よくある Q&A

症状が改善したら抗菌薬を飲まなくてよいでしょうか？

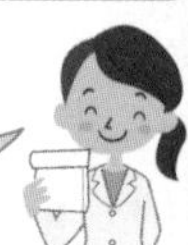

自己判断で抗菌薬を中止すると感染症が再燃したり、耐性菌が出現しやすくなります。自己判断で抗菌薬を中止せず、処方どおりに服用してください。

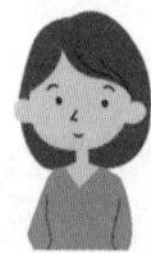

風邪をひいたときに抗菌薬を飲んでもよいですか？

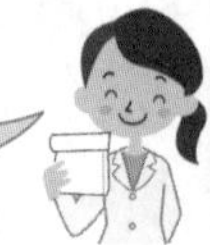

一般的な風邪の原因はウイルスであり、抗菌薬は効果がありません。ただし、2次感染予防のために処方されることもあります。医師の指示があった場合のみ、服用するようにしてください。

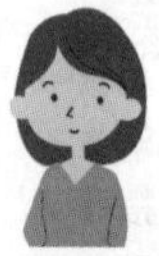

この抗菌薬は強い薬ですか？

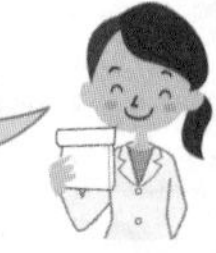

多くの菌に対して効果がある抗菌薬はありますが、必ずしも抗菌作用が強いというわけではありません。
※患者が効果を期待して「強い薬」と表現しているのか、副作用を心配して「強い薬」と表現しているのかによって、必要とされる回答が変わります。患者の不安や疑問などを十分にくんで回答しましょう。

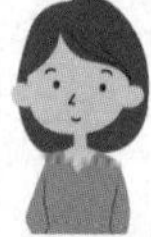

感染予防について薬以外で何に気をつけたらよいですか？

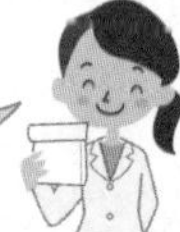

日々手洗いを心がけ、咳やくしゃみが出るときは咳エチケットやマスクを励行し、ワクチンの接種も行いましょう。

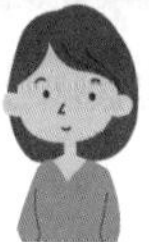

抗菌薬と抗生物質は何が違うのですか？

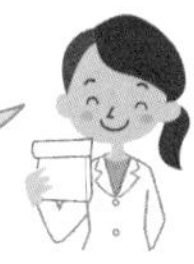

抗菌薬とは細菌の細胞を壊したり（殺菌作用）、増殖を抑えたり（静菌作用）する薬のことをさします。抗菌薬の中で、微生物が作り出した物質を抗生物質や抗生剤とよんでいます。

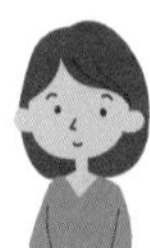

妊娠・授乳しているのですが、抗菌薬は飲んでも大丈夫ですか？

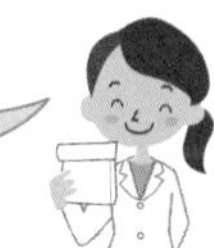

妊娠中の抗菌薬は、リスクとベネフィットのバランスを考慮して処方されます。胎児への影響をおそれて、安易に服用を拒むと、母体の状態が悪化し、かえって胎児に悪影響を及ぼすことが考えられます。なお、妊娠中に服用できる抗菌薬としては、ペニシリン系、セファロスポリン系、及びエリスロマイシンがあります。また、テトラサイクリン系のように禁忌の薬もありますので、よく医師と相談してください。
授乳に際しては、母乳への移行が多い抗菌薬では禁忌とされる薬剤があります。服薬中はミルクに変えるなどの工夫をしましょう。一方で、ペニシリン系やセフェム系の抗菌薬は、必要に応じて乳幼児にも処方されることがあり、乳幼児が摂取しても大きな影響がないと考えられています。これらの抗菌薬を授乳中に服用しても問題ないと考えられます。

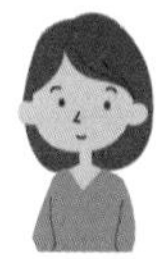

薬を飲み忘れてしまった場合、どうしたらよいですか？

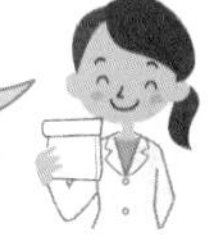

空腹時でも大丈夫ですので、思い出した時点で、すぐに１回分を服用してください。１日３回の薬剤は、できるだけ１日３回飲んだ方が効果的です。次の服薬までの間隔が短い場合には、次の服薬時間を後にずらすなど工夫してお飲みください。なお、判断が難しい場合には、医師や薬剤師にご相談ください。

## » 作用機序（HIV）

### 抗HIV薬の作用機序

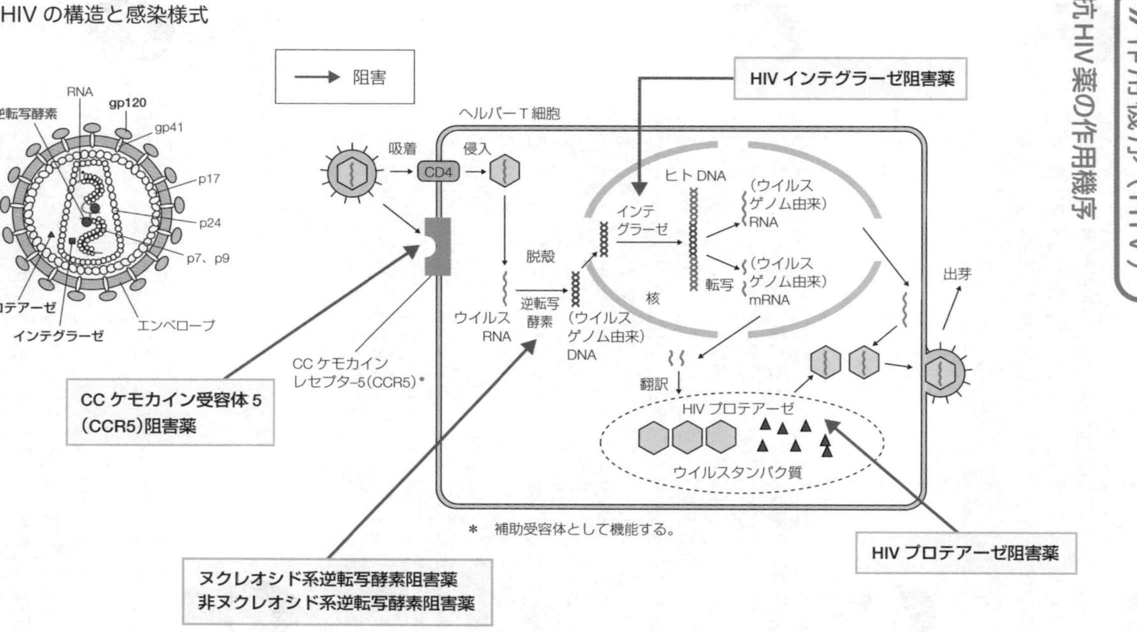

# 抗 HIV 薬の分類と商品名（剤形）

| 分類 | 一般名 | 商品名（剤形） |
|---|---|---|
| ヌクレオシド系逆転写酵素阻害薬 | ジドブジン | レトロビル（カプセル） |
| | ラミブジン | エピビル（錠） |
| | アバカビル | ザイアジェン（錠） |
| | エムトリシタビン | エムトリバ（カプセル） |
| 非ヌクレオシド系逆転写酵素阻害薬 | ネビラピン | ビラミューン（錠） |
| | エファビレンツ | ストックリン（錠） |
| | エトラビリン | インテレンス（錠） |
| | リルピビリン | エジュラント（錠） |
| HIV プロテアーゼ阻害薬 | リトナビル | ノービア（錠） |
| | アタザナビル | レイアタッツ(カプセル) |
| | ダルナビル | プリジスタ（錠）、プリジスタナイーブ（錠） |
| | ホスアンプレナビル | レクシヴァ（錠） |
| | ロピナビル／リトナビル | カレトラ（錠、内用液） |
| | ダルナビル／コビシスタット／エムトリシタビン／テノホビル アラフェナミド | シムツーザ（錠） |
| HIV インテグラーゼ阻害薬 | ラルテグラビル | アイセントレス（錠） |
| | ドルテグラビル | テビケイ（錠） |
| | ドルテグラビル／アバカビル／ラミブジン | トリーメク（錠） |
| | エルビテグラビル／コビシスタット／エムトリシタビン／テノホビル アラフェナミド | ゲンボイヤ（錠） |
| | エルビテグラビル／コビシスタット／エムトリシタビン／テノホビル ジソプロキシル | スタリビルド（錠） |
| | ビクテグラビル／エムトリシタビン／テノホビル アラフェナミド | ビクタルビ（錠） |
| CCR 5 阻害薬 | マラビロク | シーエルセントリ（錠） |

# 》作用機序（インフルエンザ）

## 抗インフルエンザウイルス薬の作用機序

●A型インフルエンザウイルスの増殖機構

ノイラミニダーゼ（NA）
赤血球凝集素（HA）
膜タンパク質2（M2）
膜タンパク質1（M1）
核タンパク質（NP）
ポリメラーゼ（PB1, PB2, PA）
RNA
1 2 3 4 5 6 7 8
PB2 PB1 PA HA NP NA M1 M2 NS1 NS2
エンベロープ

阻害

A型インフルエンザウイルス
HA
レセプターへの結合（吸着）
シアル酸
エンドサイトーシス（侵入）
エンドソーム
$H^+$
M2イオンチャネル
宿主細胞
ウイルスゲノム
（脱殻）
M1
核
複製
転写
膜タンパク質の合成
小胞体
ゴルジ体
細胞膜
出芽
HA
シアル酸
ノイラミニダーゼ（NA）（シアル酸を切断）
放出

ノイラミニダーゼ阻害薬

M2イオンチャネル阻害薬

RNAポリメラーゼ阻害薬

キャップ依存性エンドヌクレアーゼ阻害薬

## 抗インフルエンザウイルス薬の分類と商品名（剤形）

| 一般名 | 商品名（剤形） | 有効なウイルス | 用法・用量 | |
|---|---|---|---|---|
| アマンタジン | シンメトレル(錠、細粒) | A型 | 【成人】1日100mgを1～2回に分割経口投与 | 治 |
| オセルタミビル | タミフル(カプセル) | A型又はB型 | 【成人】1回75mgを1日1回、7～10日間経口投与<br>【体重37.5kg以上の小児】1回75mgを1日1回、10日間経口投与 | 予 |
| | | | 【成人及び体重37.5kg以上の小児】1回75mgを1日2回、5日間経口投与 | 治 |
| | (DS) | A型又はB型 | 【成人】1回75mgを1日1回、7～10日間、用時懸濁して経口投与<br>【小児】以下の1回用量を1日1回、10日間、用時懸濁して経口投与<br>幼小児の場合：2mg/kg | 予 |
| | | | 【成人】1回75mgを1日2回、5日間、用時懸濁して経口投与<br>【小児】以下の1回用量を1日2回、5日間、用時懸濁して経口投与<br>幼小児の場合：2mg/kg 新生児、乳児の場合：3mg/kg | 治 |
| ザナミビル | リレンザ<br>(吸入) | A型又はB型 | 【成人及び小児】1回10mg（5mgブリスターを2ブリスター）を1日1回、10日間吸入 | 予 |
| | | | 【成人及び小児】1回10mg（5mgブリスターを2ブリスター）を1日2回、5日間吸入 | 治 |
| ラニナミビルオクタン酸エステル | イナビル(吸入懸濁用) | A型又はB型 | 【成人及び小児】160mgを日本薬局方生理食塩液2mLで懸濁し、単回吸入 | 治 |
| | (吸入粉末剤) | A型又はB型 | 【成人及び10歳以上の小児】40mgを単回吸入投与。また、20mgを1日1回、2日間投与も可能<br>【10歳未満の小児】20mgを単回吸入投与 | 予 |
| | | | 【成人及び10歳以上の小児】40mgを単回吸入投与<br>【10歳未満の小児】20mgを単回吸入投与 | 治 |
| ペラミビル | ラピアクタ(注射) | A型又はB型 | 【成人】300mgを15分以上かけて単回点滴静注。合併症等により重症化するおそれのある患者には、1日1回600mgを15分以上かけて単回点滴静注<br>【小児】1日1回10mg/kgを15分以上かけて単回点滴静注 | 治 |
| ファビピラビル | アビガン(錠) | 新型又は再興型 | 【成人】1日目は1回1600mgを1日2回、2日目から5日目は1回600mgを1日2回経口投与 | 治 |
| バロキサビルマルボキシル | ゾフルーザ<br>(錠、顆粒) | A型又はB型 | 【成人及び12歳以上の小児】20mg錠2錠又は顆粒4包を単回経口投与。体重80kg以上の患者には20mg 4錠又は顆粒8包を単回経口投与<br>【12歳未満の小児】体重40kg以上：20mg錠2錠又は顆粒4包<br>体重20kg以上40kg未満：20mg錠1錠又は顆粒2包 | 予・治 |
| | | | 体重10kg以上20kg未満：10mg錠1錠 | 治 |

予：予防　　治：治療

# » 作用機序(C型肝炎)

●C型肝炎ウイルス(HCV)治療薬の作用機序

→ 阻害

①HCV 遺伝子は、1 つの前駆体ポリタンパク質をコードする。

| C | E1 | E2 | P7 | NS2 | NS3 | NS4A | NS4B | NS5A | NS5B |
|---|---|---|---|---|---|---|---|---|---|

②前駆体ポリタンパク質は細胞由来及び HCV 由来プロテアーゼによって切断され、以下を生成する。

・ウイルスの構造タンパク質(C、E1、E2、P7)
・ウイルスの非構造タンパク質(NS5A、NS5B など)

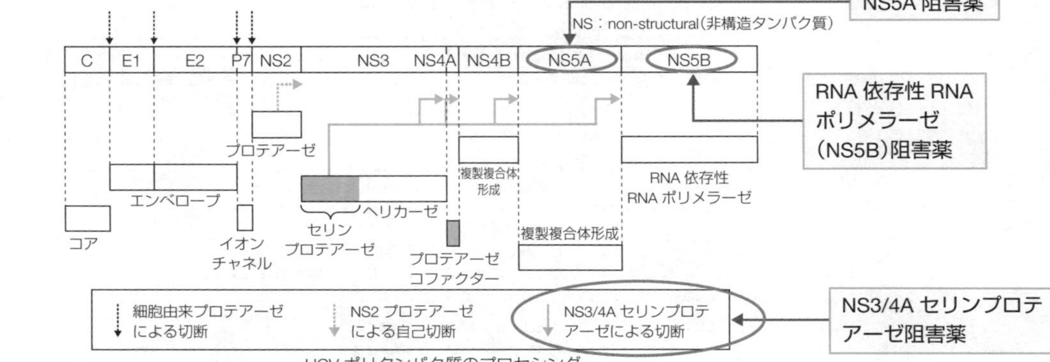


HCV ポリタンパク質のプロセシング

## 慢性ウイルス性肝炎治療薬の分類と商品名（剤形）

| 分類 | 一般名 | 商品名（剤形） | 有効なウイルス |
|---|---|---|---|
| インターフェロン製剤 | インターフェロン アルファ | スミフェロン（注射） | B型肝炎、C型肝炎、HTLV-Ⅰ |
| | インターフェロン ベータ | フエロン（注射） | B型肝炎、C型肝炎 |
| | インターフェロン アルファ-2a | ペガシス（皮下注） | B型肝炎、C型肝炎 |
| | インターフェロン アルファ-2b | ペグイントロン（皮下注） | C型肝炎 |
| 逆転写酵素阻害薬 | ラミブジン | ゼフィックス（錠） | B型肝炎 |
| | アデホビル ピボキシル | ヘプセラ（錠） | B型肝炎 |
| | エンテカビル | バラクルード（錠） | B型肝炎 |
| | テノホビル ジソプロキシル | テノゼット（錠） | B型肝炎 |
| NS3/4A セリンプロテアーゼ阻害薬 | グラゾプレビル | グラジナ（錠） | C型肝炎 |
| NS5A阻害薬 | レジパスビル・ソホスブビル配合薬 | ハーボニー（錠） | C型肝炎 |
| | ソホスブビル・ベルパタスビル配合薬 | エプクルーサ（錠） | C型肝炎 |
| RNA 依存性RNA ポリメラーゼ（NS5B）阻害薬 | リバビリン | レベトール（カプセル） | C型肝炎 |
| | ソホスブビル | ソバルディ（錠） | C型肝炎 |

# ▷ 抗ウイルス薬　患者へのアプローチ

機序
指導

## ●抗ウイルス薬とは

**ウイルス**は細菌よりもさらに小さく、細菌のように独立して自分を増やしていくことができないため、寄生した細胞に依存して生きている。ウイルスが人に寄生して病気を起こした場合、ウイルスを退治しようとすると人の細胞も傷つけることになる。ウイルスのこのような特徴から、**抗ウイルス薬**は人の細胞にも影響を及ぼし、有害な作用を示すこともあるといわれている。

●飛沫感染
咳、くしゃみ、会話などによる飛沫の中に含まれるウイルスや菌を吸い込むことにより感染
〈感染症の例〉インフルエンザ、風しん

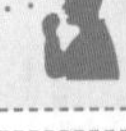

●空気感染
空気中に飛散したウイルスや菌を吸い込むことで感染
〈感染症の例〉麻しん、水痘、結核

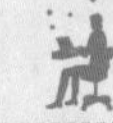

●接触感染
直接的あるいは間接的な接触によりウイルスや菌が付着することで感染
〈感染症の例〉B型肝炎

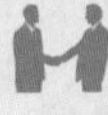

●垂直感染
妊娠、出産、授乳の際に母から胎児や乳児へウイルスや菌が感染
〈感染症の例〉風しん、B型肝炎、サイトメガロウイルス感染症

### ●HIV感染症

HIVはウイルスの名前
（ヒト免疫不全ウイルス）

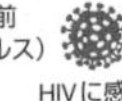

HIVに感染

免疫力低下

HIV感染≠エイズ

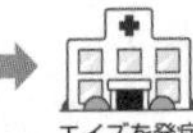

エイズを発症

エイズは病気の名前
（後天性免疫不全症候群）

### ●HIVの感染経路

この2つに注意していれば、普通の日常生活で感染する危険性はない

性行為による感染

血液による感染
（針刺し事故、薬の回し打ち）

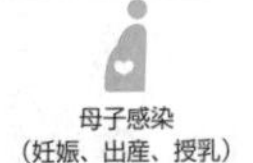

母子感染
（妊娠、出産、授乳）

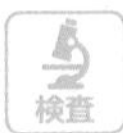


#### HIVの検査

血液中のHIVに対する抗体があるかどうかを調べる。HIV抗体が体内で作られるまでに4～12週間かかる。感染初期に検査を受けても陰性となる可能性が高いため、感染の可能性のある日から4～12週間経過してから検査を受けることが望ましい。
＊検査の詳しい内容は、最寄りの保健所に問いあわせる。

#### エイズ＝死ではない

抗HIV薬により、HIVウイルスの増殖を抑えたり、免疫機能を回復させることができる。

# ウイルス感染症

分類

●ウイルス性肝炎

**A型肝炎**

・A型肝炎ウイルス
・汚染された水や海産物に含まれるウイルスが口から体内へ入る
⇒十分な加熱により予防可能
・ほとんど慢性化しない

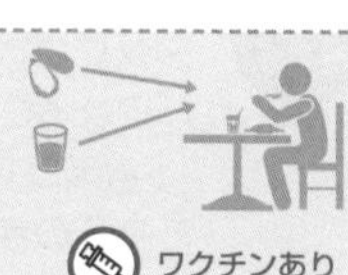

ワクチンあり

**B型肝炎**

・B型肝炎ウイルス
・性行為による感染、血液感染、母子感染
・慢性化した場合、肝硬変、肝がんへと進展することがある

ワクチンあり

**C型肝炎**

・C型肝炎ウイルス
・血液感染
・約70%が慢性肝炎に移行、約30%は治癒（ウイルス排除）

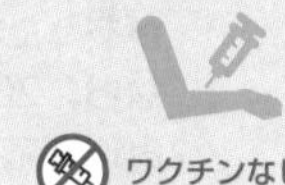

ワクチンなし

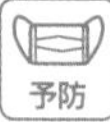

予防

基本的な予防として、うがい・手洗い、マスクの着用がある。**マスクの種類によって用途が異なるため、必要に応じて使い分ける**。また、ワクチン接種は予防法として有効である。ウイルス感染症を予防できるワクチンとして、麻しん（はしか）、風しん、水痘（水ぼうそう）、流行性耳下腺炎（おたふくかぜ）、インフルエンザ、A型肝炎、B型肝炎などがある。

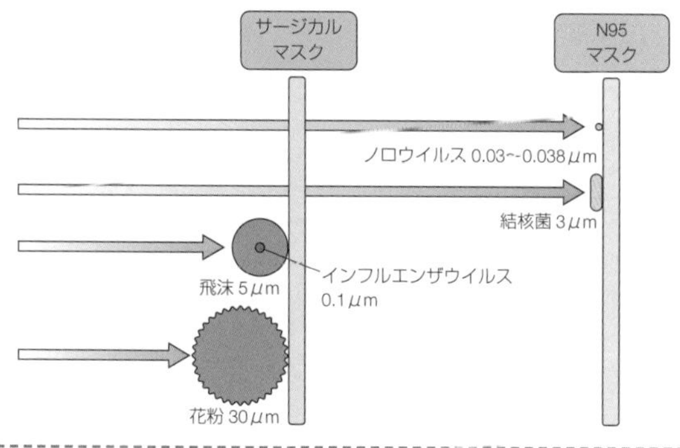


22
ウイルス感染症治療薬

## Check list

**【副作用】**

アシクロビルやバラシクロビルの服用により、以下の症状が現れることがある。

□ 意識障害　□ せん妄　□ 痙攣

これらの症状が現れた場合、アシクロビル中毒（アシクロビル脳症）を疑う。アシクロビルは腎排泄型の薬剤のため、透析を含む慢性腎臓病患者では、アシクロビルの血中濃度が上昇し、アシクロビル中毒が発現しやすくなる。また、腎機能低下がなくても、高齢者では同様に注意が必要である。

アシクロビルやバラシクロビルでは、腎機能に応じて投与量が詳細に決められているため、アシクロビル製剤の処方があった場合には、必ず腎機能を確認する。

なお、2017年に発売されたアメナメビルは、帯状疱疹のみに適応があるが、主に糞便中に排泄されるため、腎機能に応じた用量調整は必要ない。

**【生活上の注意】**

**〈インフルエンザ〉**

インフルエンザにかかった際、以下の異常行動をとることがある。

- □ 急に走り出す
- □ 部屋から飛び出そうとする
- □ 意味不明の言葉を発する

以前は、インフルエンザ治療薬による影響が示唆されていたが、インフルエンザ治療薬の服用にかかわらず異常行動が見られるため、注意するよう指導する。特に小学生～10歳代の小児に、こうした異常行動が見られやすいため、これらの小児がインフルエンザにかかった場合は、以下のように対策するよう保護者に伝える。

- □ 保護者の目の届く範囲で休ませる
- □ 窓や扉をしっかり施錠する

**〈単純疱疹（単純ヘルペス）〉**

口唇ヘルペスや性器ヘルペスを引き起こす単純ヘルペスウイルス（HSV）は、初回感染後、神経節に潜伏して、そこから何らかのきっかけで病変（水ぶくれや潰瘍）が出現する。これは、患者自身の神経節に潜伏したウイルスの再活性化であり、他人から感染したものではない。病変部位には、たくさんのウイルスが存在しているため、ここから他人に感染する可能性が高くなる。ただし、病変がない場合でも、唾液や体液にウイルスが含まれることがあり、キスや性行為により、パートナーに口唇ヘルペスや性器ヘルペスを感染させることがある。患者の病識や生活習慣を把握し、家族やパートナーに感染が広がらないよう指導する。

**〈妊婦への注意〉**

以下の薬物は、妊娠中に服用しても胎児への影響は少ないと考えられている。

- □ インフルエンザ治療薬（オセルタミビルやザナミビル、ラニナミビル）
- □ ヘルペス感染症治療薬（アシクロビル、バラシクロビル）

また、挙児希望の患者には、妊娠前に必要なワクチン接種を受けるなどの準備の重要性を伝える。

## よくある Q&A



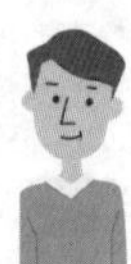

インフルエンザの可能性があって熱が高いのですが、解熱剤を飲んでもよいですか？

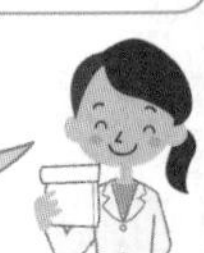

インフルエンザにかかったときに非ステロイド性抗炎症薬（NSAIDs）を服用すると、特に小児の場合、インフルエンザ脳症（痙攣、意識障害、異常行動など）やライ症候群（嘔吐、痙攣、意識障害など）を引き起こすおそれが高くなります。成人でも、ジクロフェナクやメフェナム酸、アセチルサリチル酸などの服用では、同じく危険性が指摘されています。
インフルエンザに罹患した際の解熱鎮痛剤としては、アセトアミノフェンが推奨されています。

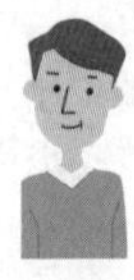

単純ヘルペスと帯状疱疹の違いは何ですか？

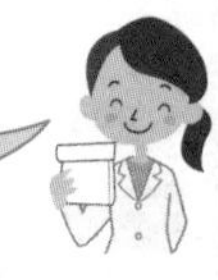

単純ヘルペス（単純疱疹）は、単純ヘルペスウイルスが原因で引き起こされ、口の中や性器に小さな水疱や潰瘍が多数できます。ウイルスは何度も再活性化することがあり、発熱や月経、疲れ、紫外線、精神的ストレスなどが引き金となります。
帯状疱疹は、水痘（水疱瘡）と同じ水痘・帯状疱疹ウイルスが原因で引き起こされ、体の片側に帯状の皮膚症状（小さな赤い水疱）ができます。発症数日前から痛みやチクチク感、かゆみを感じる場合が多く、また、水疱ができてからは、強い痛みが続く場合があります。痛みがひどい場合は、ウイルス治療薬に加えてNSAIDsや神経障害性疼痛治療薬などが併用されます。帯状疱疹の場合、再発はまれです。

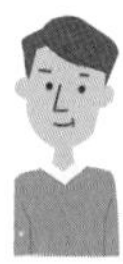

子どもにオセルタミビルを飲ませたら、吐いてしまいました。どのような対応をとればよいですか。

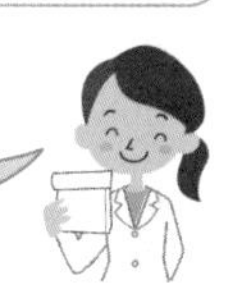

一般的には、服用後30分以内であれば、もう一度同じ量を飲ませてもよいと考えられています。ただし、嘔気が続いている場合には、すぐに飲ませても、また同じように吐いてしまうことが考えられるため、少し時間を置くか、医師に相談し、指示を仰いでください。また、服用後30分以上経過している場合には、薬は吸収されたものと考え、次の服用時点まで待ってください。
なお、バロキサビルを吐いてしまった場合には、医師の判断によって対応が異なりますので、速やかに医師に相談してください。

## 》作用機序

●分子標的治療薬及び化学療法薬の作用機序

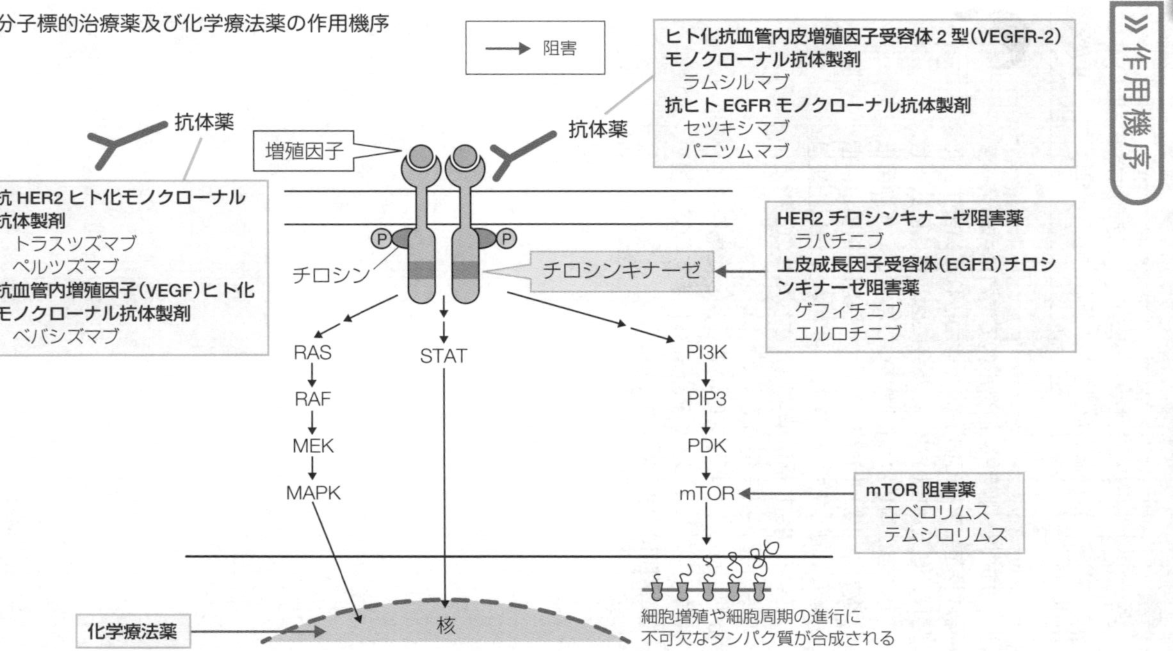

→ 阻害
抗体薬
ヒト化抗血管内皮増殖因子受容体2型(VEGFR-2)モノクローナル抗体製剤
ラムシルマブ
抗ヒトEGFRモノクローナル抗体製剤
セツキシマブ
パニツムマブ
抗体薬
増殖因子
抗HER2ヒト化モノクローナル抗体製剤
トラスツズマブ
ペルツズマブ
抗血管内皮増殖因子(VEGF)ヒト化モノクローナル抗体製剤
ベバシズマブ
P
P
チロシン
チロシンキナーゼ
HER2チロシンキナーゼ阻害薬
ラパチニブ
上皮成長因子受容体(EGFR)チロシンキナーゼ阻害薬
ゲフィチニブ
エルロチニブ
RAS
RAF
MEK
MAPK
STAT
PI3K
PIP3
PDK
mTOR
mTOR阻害薬
エベロリムス
テムシロリムス
化学療法薬
核
細胞増殖や細胞周期の進行に不可欠なタンパク質が合成される

## ▷ 抗悪性腫瘍薬の分類

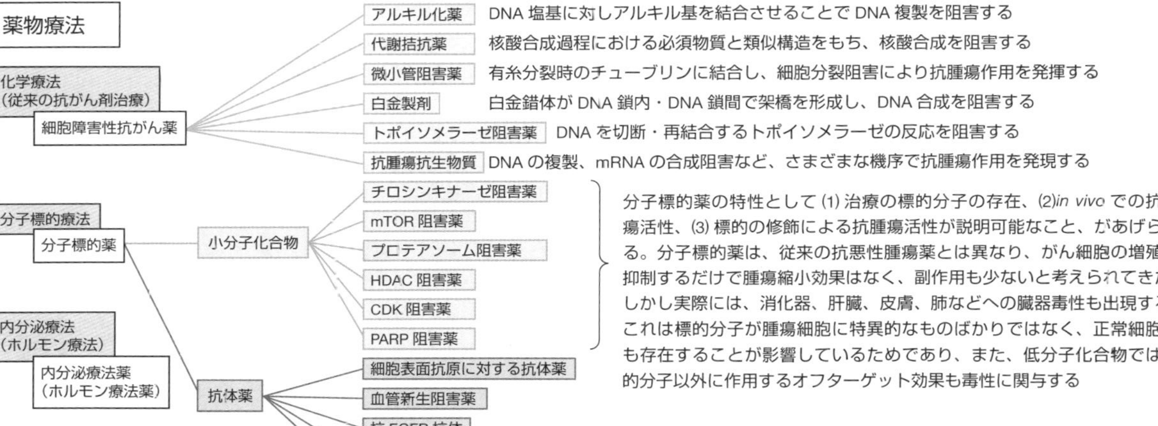


分子標的薬の特性として (1) 治療の標的分子の存在、(2)*in vivo* での抗腫瘍活性、(3) 標的の修飾による抗腫瘍活性が説明可能なこと、があげられる。分子標的薬は、従来の抗悪性腫瘍薬とは異なり、がん細胞の増殖を抑制するだけで腫瘍縮小効果はなく、副作用も少ないと考えられてきた。しかし実際には、消化器、肝臓、皮膚、肺などへの臓器毒性も出現する。これは標的分子が腫瘍細胞に特異的なものばかりではなく、正常細胞にも存在することが影響しているためであり、また、低分子化合物では標的分子以外に作用するオフターゲット効果も毒性に関与する

（参考：国立がん研究センターがん情報サービス）

# 抗悪性腫瘍薬　患者へのアプローチ

## ●抗悪性腫瘍薬とは

がんを治したり、がんの進行を抑えたり、がんの症状をやわらげる薬である。がんに効果がある一方、不快な症状が出ることもある。がんの種類や状態は人によってさまざまなため、抗悪性腫瘍薬は他の治療法とともに使われることが多い。



### ●がんの検査から治療まで

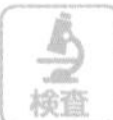


**検査を受ける**

〈血液検査〉
がんがあると、健康なときにはない物質が血液中に現れる。その物質があるかないかを、がんがあるかどうかの目安とする。腫瘍マーカーとよばれる。

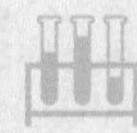

〈画像検査〉
がんを早期に発見したり、がんの種類や広がりを知ることができる検査。超音波検査、X 線検査、CT、MRI、PET など、目的によって使い分ける。

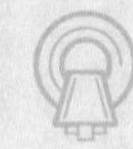

〈病理検査〉
がんの疑いのある病変から採取した細胞や組織を顕微鏡で観察して、がんがあるかどうか、がんがあればどのような種類かを調べる。

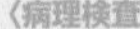

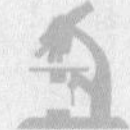

**病期が決まる**

〈TNM 分類〉
T：がんが周囲へどのくらい広がっているか
N：リンパ節への転移はあるか
M：他の臓器への転移はあるか

〈病期分類〉
がんの進行度を示す。TNM 分類をさらに細かく分類し組み合わせて、0～Ⅳ期に分けたもの。0 期に近いほどがんが小さくとどまっている状態、Ⅳ期に近いほどがんが広がっている状態（進行がん）。

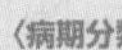

**治療を始める**

〈外科療法〉
がんを手術で取り除く。転移がなく、がんを全て切除できる場合などに、治癒を目的として行われることが多い。

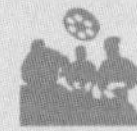

〈薬物療法〉
目的により使い分ける。
治癒：血液やリンパのがんでは薬のみで治癒を目指せるが、多くは外科療法や放射線療法と組み合わせる。
延命・症状緩和：がんが進行していた場合、治癒は難しいため、延命や QOL の向上を目指して薬物療法を行う。

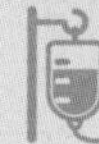

〈放射線療法〉
がんに放射線を照射し、がんを消失・縮小させる。がんの種類によっては放射線の効果が出やすく、治癒を目指せる。転移により痛みがある場合には、症状の緩和を目指すものもある。正常な組織に放射線が照射されることで副作用が起こる場合がある。

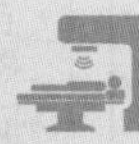

## ●薬物療法の効果判定

| | |
|---|---|
| 完全奏効（CR） | がんの兆候が全てなくなる（治癒ではない*） |
| 部分奏効（PR） | 状態が改善 |
| 進行（PD） | 状態が悪化 |
| 安定（SD） | 変化が見られない |

＊治療後5年経過して再発がなければ治癒したとされる

（参考：RECISTガイドライン改訂版version1.1）

## ●一般的な化学療法（細胞障害性抗がん薬）の副作用

| 治療開始直後 | 1週間以内 | 1～2週間後 | 3～4週間後 |
|---|---|---|---|
| 吐き気、嘔吐、アレルギー反応、発熱 | 食欲不振、疲れやすさ、だるさ、便秘 | 口内炎、下痢 | 脱毛、手足のしびれ |

（参考：国立がん研究センターがん情報サービス）

## ●がんに伴う体と心の痛みの例

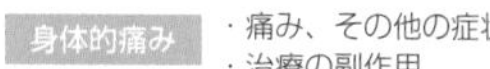


・痛み、その他の症状
・治療の副作用
・不眠、慢性疲労感

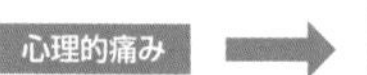


・診断の遅れへの怒り
・効果のない治療への怒り
・容姿の変化への悲しみ
・痛みと死の恐怖
・絶望感

全人的な痛み
（total pain）

社会的痛み
・家族や家計についての悩み
・職業上の信望や収入の喪失
・社会的地位の喪失
・疎外感、孤独感

精神的痛み
・どうして私が？
・なぜこんなに苦しいの？
・生きる意味はあるの？

## ●緩和ケア

がんによる心と体の苦痛を和らげ、自分らしい生活を送ることができるようにするケアのこと。がんの終末期だけに受けるものではなく、がんと診断されたときから治療とともに行われる。

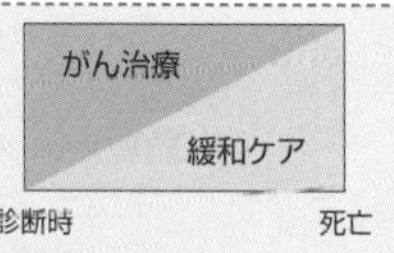


## ●緩和ケアチーム

緩和ケアを受けるときは、さまざまな職種の人に支えられる。緩和ケアは、病院へ入院したときだけでなく、通院しながら、又は自宅にいながら受けることができる。

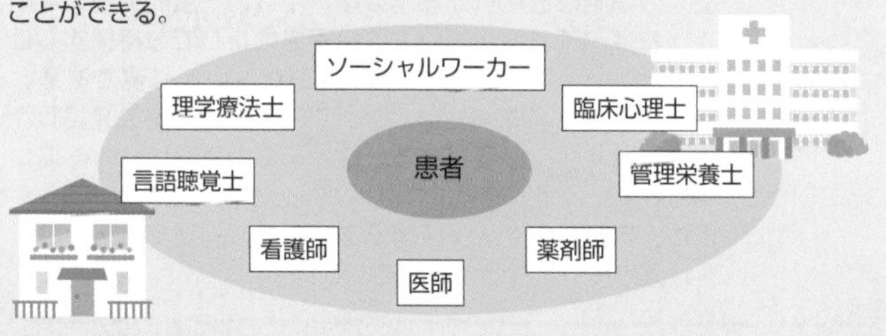

## Check list

**【副作用】**

**〈細胞障害性抗悪性腫瘍薬〉**

細胞障害性抗悪性腫瘍薬は、細胞周期を障害するため、がん細胞だけでなく正常細胞にも作用が及び、その結果、副作用が現れる。適切な支持療法（がんの症状や抗悪性腫瘍薬による副作用への治療）の実施や、薬物治療の延期・中断などを検討する指標となる。

各薬物で共通して以下の副作用が現れる。

- □ 骨髄抑制〔白血球減少（好中球減少）、血小板減少、赤血球減少〕
- □ 皮膚障害（脱毛）
- □ 消化管障害（口内炎、下痢、悪心・嘔吐）

悪心・嘔吐は、最も辛い自覚症状の１つで、治療意欲やQOLの低下だけでなく、持続すると脱水・電解質異常・栄養障害を引き起こすことがあるため、適切な制吐薬の使用など、支持療法が重要である。

**〈分子標的薬〉**

分子標的薬は、がん細胞に特異的に発現する分子を標的とするため、正常細胞は作用を受けにくいと考えられている。しかし、正常細胞が、がん細胞と同じ標的分子を発現している場合には、正常細胞も分子標的薬の作用を受け、副作用が起きる。

例えば、EGFR阻害薬ではEGFRが発現する皮膚組織に、HER2阻害薬ではHER2が発現する心筋に、抗CD20抗体薬はB細胞による免疫系に副作用が起こる。

それぞれの薬物に特徴的な副作用に対して、きめ細かく対応していくよう心がける。

**〈免疫チェックポイント阻害薬〉**

免疫チェックポイント阻害薬は、自己組織に対する免疫反応の活性化に関連した副作用（irAE）を引き起こす。irAEとして、以下の重大な副作用が報告されている。

- □ 間質性肺疾患　□ 消化管穿孔　□ 心筋炎
- □ 劇症１型糖尿病

従来の細胞障害性抗がん剤の副作用は、一般的に投薬を中止すれば改善するが、irAEは投薬を中止しても持続することが多いとされており、その点でも注意が必要である。

irAEの重症化を防ぐためには、できるだけ早期に発見し、治療を開始する必要がある。患者やその家族に、irAEについて説明し、早期発見につなげることが大切である。

また、自己免疫機序が原因であるため、副腎皮質ステロイド性薬の投与が有効とされている。

【有害事象の評価】

有害事象の客観的評価指標として、米国国立がん研究所（NCI）が公表している「**有害事象共通用語規準（CTCAE）**」（2022年12月現在 CTCAE v5.0）が広く使われている。CTCAEでは有害事象ごとに重症度（Grade）を、Grade 1（軽症）からGrade 5（死亡）まで**5段階**で評価する。

| Grade 1 | Grade 2 | Grade 3 | Grade 4 | Grade 5 |
|---|---|---|---|---|
| ・軽症<br>・症状がない、又は軽度の症状がある<br>・臨床所見又は検査所見のみ<br>・治療を要さない | ・中等症<br>・最小限/局所的/非侵襲的治療を要する<br>・年齢相応の身の回り以外の日常生活動作の制限 | ・重症又は医学的に重大であるが、ただちに生命を脅かすものではない<br>・入院又は入院期間の延長を要する<br>・身の回りの日常生活動作の制限 | ・生命を脅かす<br>・緊急処置を要する | ・有害事象（AE）による死亡 |

## よくある Q&A

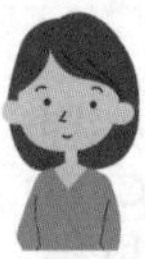

吐き気の副作用が辛く、食事をとれないのですがどうしたらよいですか？

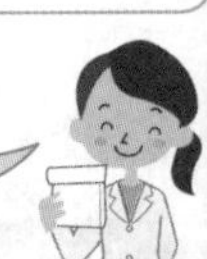

食事は無理に食べようとせず、食べられるときに少しずつ食べるようにしましょう。水分は、電解質が多く含まれるスポーツドリンクなどで摂取するとよいでしょう。ゆったりとした服装で過ごし、吐いてしまったときは、うがいと部屋の換気をしましょう。吐き気の程度や吐いてしまった回数を記録しておくと、次回の診察時に、吐き気止めの種類や量の調整、抗悪性腫瘍薬による治療について検討する目安になります。
吐き気がひどく、水分も摂取できない場合や、食事量が極端に少ない場合には、早めに医師に相談してください。

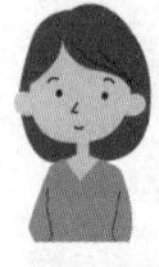

皮膚の副作用が出やすいので、ケアをするように言われたのですが何をしたらよいですか？

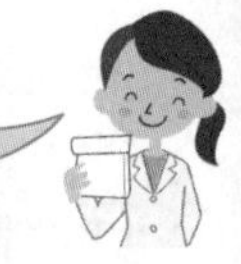

一部の抗悪性腫瘍薬では、指や爪の周囲が乾燥し炎症を起こしたり、手のひらや足の裏に発疹や痛み、水疱などが出る（手足症候群：HSF）などの皮膚関連の副作用が起こることがあります。
これらの副作用への対処法として、皮膚を清潔に保つ、刺激の強い石鹸などの使用を避ける、処方された保湿剤を積極的に使用する、症状が重い場合にはステロイド外用薬など適切な治療を行う、などがあります。症状について医師とよく相談してください。

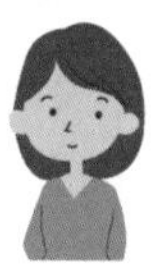

抗悪性腫瘍薬の影響で、白血球や血小板、赤血球が減ってきたようなのですが、日常生活で気をつけた方がよいことはありますか？

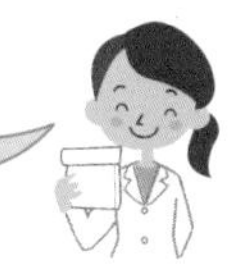

抗悪性腫瘍薬の影響により、血液をつくる骨髄の働きが抑えられてしまいます。そのため、白血球や血小板、赤血球などの血液の成分（血球）が減ってしまう副作用につながることがあります。
白血球が減少している場合には、免疫力が低下することが心配されるため、感染症に注意が必要です。日頃から手洗いやマスク、歯磨きなどの感染予防を行うことや、感染症を発症した場合にはすぐに対応することが重要です。顆粒球コロニー刺激因子（G-CSF）とよばれる白血球を増やす治療薬を使用する場合があります。
血小板が減少している場合には、あざや鼻血、歯茎からの出血などが起こりやすくなります。止血などの対応を行った上で、出血が続く場合には速やかに医療機関に相談をしてください。必要に応じて、血小板を補うための輸血を行うことがあります。
赤血球が減少している場合には、めまいや立ちくらみなどの貧血の症状が現れます。転倒を防ぐため、急な動きは避けてゆっくり動くようにしましょう。症状に応じて鉄剤や造血薬が処方されることがあります。また、症状が重い場合には輸血を行うことがあります。ただし、貧血の原因として消化管やがん病巣部位からの出血が起こっていることもありますので、注意が必要です。

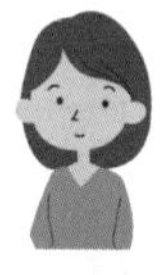

家庭（施設）内での注意はありますか？

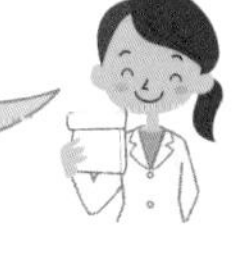

内服や点滴の抗悪性腫瘍薬は、患者の排泄物にも含まれる可能性があります。尿や便の処理の際に、家族が被ばくする可能性もあります。男性の排尿時でも便座に腰掛けて排尿する、掃除の際は手袋とマスクを用いるなど、家族も十分な対策をとってください。

改訂版　現場で活かす Quick Reference ～機序から指導まで～

2021年2月5日　初版第1刷発行
2023年1月15日　改訂第2版第1刷発行

発行所　株式会社薬ゼミ情報教育センター
〒101-0054　東京都千代田区神田錦町3-12-10　神田竹尾ビル4階
TEL 03-3518-8243／FAX 03-3518-8244

編集室　学校法人医学アカデミー 出版課
〒101-0054　東京都千代田区神田錦町3-12-10　神田竹尾ビル4階
TEL 03-3518-8243／FAX 03-3518-8244


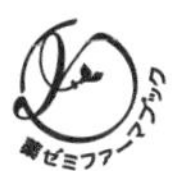


落丁・乱丁はお取り替え致します。
ISBN978-4-910243-23-8